The miraculous "7 lines a day" notes

小林式 奇跡の「1日7行」ノート

監修／順天堂大学医学部教授

小 林 弘 幸

河出書房新社

はじめに

今日1日、あなたが一生懸命生きた証（あかし）を7行で書きしるす!

　新型コロナウイルス感染症をきっかけに私たちの生活環境は激変、先行きの見えない不安やストレスを抱えている人も少なくないでしょう。ただ、こんな時代だからこそ、自分の人生を見つめ直し、新しい未来を描くチャンスなのではないかと思うのです。長い人生、よいときもあれば、悪いときもあります。どんなときもいかに自分らしく、前を向いて歩んでいくか──。その術を身につけているか、いないかで、人生の充実度は大きく変わります!

　そこで、私がオススメするのが、「奇跡の『1日7行』ノート」です。毎晩、寝る前に今日1日を振り返り、うまくできたこと、うまくできなかったこと、明日の目標など7項目について1行ずつ箇条書きにして記入していくだけ。とてもシンプルな日記なので、どなたでもすぐに始められます。楽しかった日も、そうでなかった日も、それはすべてあなたが精いっぱい生きた証です。1日の出来事のなかから核心をつかむエピソードを絞り、1行ずつ気持ちを込めて書き出していきましょう。文字にして"はじめて認識する"事柄は意外に多いもの。思考や感情が整理され、物事を客観視できるようになるため、漠然とした不安から抜け出し、進むべき方向や対処法が見えてきます。

　ちなみに、この"7行書き"は私がロンドン留学時代に教えてもらったイギリスのドクターのカルテの書き方をもとにしています。「全体がひと目で把握できて、細部も見える」のが特徴なので、人生全体を見渡したり、現在の自分の状況を把握したりするうえでも有効な書き方なのです。

　そして「自分の手で書く」ことにも大きな意味があります。自律神経を整える効果があるからです。いわば、「奇跡の『1日7行』ノート」は自律神経を整える"スイッチ"のようなもの。毎日、夜寝る前にノートを書くことで、気持ちをリセットして次の日を迎えられます。この繰り返しによって心身が安定し、気持ちが前向きに。よりよい自分へシフトするための行動につながっていきます。

　第2の人生や終活、将来設計について考えたい、もっと人生を輝かせたいというとき、ぜひこの「奇跡の『1日7行』ノート」をご活用いただけたらと思います。コロナ禍で気持ちが暗くなりがちですが、このノートが少しでもみなさんの心の活力となり、明るい未来を切り開くツールとして役立てていただけたら、大変うれしく思います。

小林弘幸

「奇跡の『1日7行』ノート」の上手な使い方

── 「奇跡の『1日7行』ノート」をつける意味──

　「奇跡の『1日7行』ノート」は、あなたの1日をたった7行に凝縮した人生記録です。テーマは①体調②会った人③ストレスに感じたこと④反省すること⑤よかった（うまくいった）こと⑥感動したこと⑦明日やりたいこと（目標）──の7つ。

　それぞれのテーマに対して「1行」で書くことで、「なんとなく」だった事柄を、しっかり意識することができます。自分が生きた全体像が見え、どれが自分にとって最も重要な出来事だったかもわかってきます。

　また、書き出す順番にも意味があります。前半でストレスや反省など嫌な出来事に向き合うのは早めに負の感情を断ち切るため。①から⑦の順に「嫌なこと→いいこと→目標」の流れで書くと、明日へのモチベーションを効果的にアップさせることができるのです。特に書くことがない場合は「なし」と記載しましょう。

1週目	年（　　月　　日～　　月　　日）の目標と予定	
	〈目標〉	〈予定〉
月（　月　日）		：
火（　月　日）		：
水（　月　日）		：
木（　月　日）		：
金（　月　日）		：
土（　月　日）		：
日（　月　日）		：
メモ		

　　　　月　　日（火）　天気（　　）体重（　　）kg　食事（朝　昼　晩）　睡眠（起床　：　就寝　：　）運動（　　）
①今日の体調は
②今日会った人は
③今日ストレスに感じたことは
④今日反省することは
⑤今日よかった（うまくいった）ことは
⑥今日感動したことは
⑦明日やりたいこと（目標）は
メモ　　　　　　　　　　昨日の目標は達成できた？ 〇△×

　　　　月　　日（月）　天気（　　）体重（　　）kg　食事（朝　昼　晩）　睡眠（起床　：　就寝　：　）運動（　　）
①今日の体調は
②今日会った人は
③今日ストレスに感じたことは
④今日反省することは
⑤今日よかった（うまくいった）ことは
⑥今日感動したことは
⑦明日やりたいこと（目標）は
メモ　　　　　　　　　　昨日の目標は達成できた？ 〇△×

　　　　月　　日（水）　天気（　　）体重（　　）kg　食事（朝　昼　晩）　睡眠（起床　：　就寝　：　）運動（　　）
①今日の体調は
②今日会った人は
③今日ストレスに感じたことは
④今日反省することは
⑤今日よかった（うまくいった）ことは
⑥今日感動したことは
⑦明日やりたいこと（目標）は
メモ　　　　　　　　　　昨日の目標は達成できた？ 〇△×

　P12から始まるノートでは、このような表が週ごとにあり、購入したその日から1年間、毎日書き込めます！

──「奇跡の『1日7行』ノート」をつける効果──

　7つの項目にそって、よいことも悪いことも書き出していくと、ふだん気づかない自分の行動や気持ちを認識し、客観視できるようになります。すると、漠然とした不安やうまくいかないことの原因が整理され、進むべき方向が見えてきます。また、つい見逃してしまいがちな"日常の喜び"を見つけ出す作業は、心に余裕をもたらします。

　さらに"自らの手で書く"メリットも。手を動かしているうちに自然と呼吸が整い、乱れた自律神経が整ってくるのです。その日のうちに気持ちがリセットされ、何日ももやもやした気持ちを引きずらなくて済みます。自律神経が整うと不安や迷いがなくなり、気持ちが前向きになっていくので、自然と行動も変わっていきます。パソコンやスマートフォンが当たり前の時代だからこそ、手書きする意味があるのです。1か月、半年、1年と書き続け、時には読み返すことで、自分の人生が輝き、どんどん好転していくのを実感できるでしょう！

目次

はじめに～今日1日、あなたが一生懸命生きた証を7行で書きしるす!……………………………………2
「奇跡の『1日7行』ノート」の上手な使い方
「奇跡の『1日7行』ノート」をつける意味……………………………………………………3
「奇跡の『1日7行』ノート」をつける効果……………………………………………………3
「奇跡の『1日7行』ノート」の上手な使い方〈実践編〉
1週間の〈目標〉と〈予定〉欄は、こう使う…………………………………………………5
毎日の〈天気〉〈体重〉〈食事〉欄は、こう使う……………………………………………6
① 〈今日の体調は〉欄は、こう使う……………………………………………………………6
② 〈今日会った人は〉欄は、こう使う…………………………………………………………7
③ 〈今日ストレスに感じたことは〉欄は、こう使う…………………………………………7
④ 〈今日反省することは〉欄は、こう使う……………………………………………………8
⑤ 〈今日よかった（うまくいった）ことは〉欄は、こう使う………………………………8
⑥ 〈今日感動したことは〉欄は、こう使う……………………………………………………9
⑦ 〈明日やりたいこと（目標）は〉欄は、こう使う…………………………………………9
〈メモ〉〈昨日の目標は〉欄は、こう使う……………………………………………………10
「奇跡の『1日7行』ノート」を毎日書き、自律神経を整えよう!…………………………10
〈カレンダー〉を見て、「奇跡の『1日7行』ノート」に最初に日付を入れましょう!……11
「奇跡の『1日7行』ノート」……………………………………………………………12
〈1週間目〉P12～　〈2週間目〉P16～………　〈51週間目〉P208～　〈52週間目〉P216～
自律神経を整える!〈朝〉〈昼〉〈夜〉の過ごし方………………………………………220
自律神経を整える!〈運動〉………………………………………………………………222
自律神経を整える!〈食事〉………………………………………………………………223
おわりに……………………………………………………………………………………224

「奇跡の『1日7行』ノート」の上手な使い方《実践編》

　書きながら自律神経を整えられる「奇跡の『1日7行』ノート」。その効果を最大限に発揮させるために、2つのルールを心がけましょう。

◎寝る30分くらい前に、リラックスしながら1日を振り返る
◎直筆で、ゆっくりとていねいに書く

　ホッとひと息つける1日の終わりは、自分の身体と心に向き合い、1日を振り返るのに絶好のタイミングです。ここで自律神経の"切り替えスイッチ"を押していくことに大きな意味があります。1人になってリラックスできる環境で、ゆっくりとていねいに記入していきましょう。長期出張などで落ち着いて書けないときはメモに残しておいて、あとでまとめて記入すればOK！ とにかく空白の日をつくらず、必ず何かを書き込むようにするのが、習慣化の秘訣です。

1週間の〈目標〉と〈予定〉欄は、こう使う

　1週間の予定をざっと見渡し、特に忘れてはいけない用事に絞って、予定を書き入れましょう。目標も"これだけは達成したい"というものを1つだけ記入するのがポイント。1つに絞ることでしっかり頭にインプットされ、忘れにくくなります。どのような7日間にしたいか具体的にイメージしながら書くと、モチベーションが高まり、実際の行動につながってきます。
　また、メモ欄には気になったことや、アイデアなどを書き留めたりして、自由に活用しましょう。

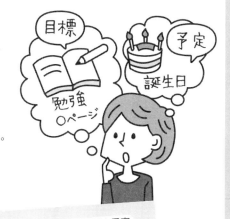

2021年（2月15日〜2月21日）の目標と予定

1週間目

	〈目標〉	〈予定〉
月（2月15日）	笑顔を心がける	：
火（2月16日）	1万歩ウォーキングする	：
水（2月17日）	休肝日にする	：出社して会議
木（2月18日）	資格の勉強をする	：出社（雑務）
金（2月19日）	飲みすぎない	：友人夫妻とホームパーティ
土（2月20日）		

毎日の〈天気〉〈体重〉〈食事〉欄は、こう使う

　生きるうえでもっとも大切な要素である"**食事・運動・睡眠**"は健康のバロメーターです。**日頃の状態を"見える化"して、健康管理**に役立てましょう。

　食事の有無（特に朝食は大切）と体重を毎日記録していると、体重の増減で「昨日食べ過ぎた」とダイエットを意識したり、「食事量は減っていないのに、体重が急に減った」といった病気のサインに気づくことも。運動は「ストレッチ」「ランニング」など具体的に書くと、運動量の増減が一目瞭然に。また、睡眠は起床・就寝時間を記録し、しっかり睡眠時間が確保できているか、規則正しいサイクルになっているかをチェックしましょう。自律神経を整えるためにも良質な睡眠は大切です（「自律神経の整え方」はP220からを参照）。

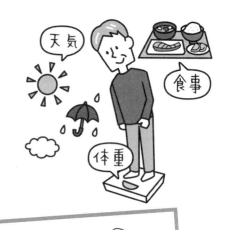

2 月 15 日 (月)　天気（ 晴 ）体重（ 60 ）kg　食事（ 朝 昼 晩 ）
睡眠（起床 9 : 30 就寝 1 : 00 ）運動（ なし ）

① 〈今日の体調は〉欄は、こう使う

　目がかすむ、疲れが抜けない、頭が重い……。ちょっとした不調はいつものことと思ってつい見逃してしまいがちですが、じつは病気のサインであることも。毎日、自分の体と向き合うことで体調の変化に敏感になり、早め早めに調子を立て直すことができます。

　書くときは今日1日でいちばん気になる症状を書きましょう。たとえば、「頭がズキズキする」「なんとなく胃が重い」といったように不調の状態を具体的に、かつ短くまとめるのがコツ。あとでノートをさかのぼるとその症状がいつ現れたのかが**一目瞭然**。長く続くようであれば病院へ行きましょう。病気の早期発見にもつながります。逆に特に気になるところがなければ、「なし」「良好」「調子がいい」などと記録すればOK！

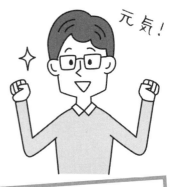

今日の体調は　まあまあ。運動力不足なので 少しむくんだ感じ。

② 〈今日会った人は〉欄は、こう使う

　いろいろある出会いのなかでも、「今日新しく接点をもった人」つまり、「直接顔を合わせた人」などに絞って書き出してみましょう。「仕事の打ち合わせした〇〇部の×××さん・◎◎◎さん」、「趣味の俳句会で隣の席になった△△△さん」といったように、会った場所や用件と氏名をセットで記録します。そうすると現状の人間関係を把握しやすくなります。

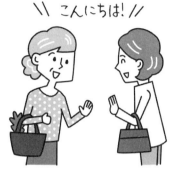
\\ こんにちは！//

　リタイアなどで環境が変わったり、ひとり暮らしが長かったりすると、いつの間にか人との交流が減ってしまいがちで、「なし」の記載が多くなります。時々、ノートを見返して「思っていたより会った人が少ない」となれば、自分の行動を見直すチャンス。集会やイベントなどに出かけて、いろんな人に会うようにしましょう

記入例

②今日会った人は　浜崎さん（スーパーでばったり会って少し立ち話）。

③ 〈今日ストレスに感じたことは〉欄は、こう使う

　"ストレス"とひと口にいっても千差万別。「なんで俺が上司の失敗を尻ぬぐいしなくちゃいけないんだ！」（上司への不満）、「ママ友の自慢話にうんざり！」（知り合いへの不満）「急いでるのに渋滞にハマるなんて、ツイてない！」（思い通りにならない苛立ち）など、いろいろなパターンがあると思います。

仕事　どっさり
ハア…

　ノートには"今日いちばんストレスに感じたこと"を選び、1行に凝縮して書き出します。どんな状況でストレスを感じたかを想定しながら書き出すことで冷静になれ客観視できます。毎日記録していると自分なりのストレスの傾向と対処策が見えてくるはずです。

記入例

③今日ストレスに感じたことは　夫がケイタイを見ながら夕食を食べていること

④〈今日反省することは〉欄は、こう使う

　「うっかり携帯電話を忘れて外出してしまった！」「2度寝して会社に遅刻した！」など**なんでも構いません。**"今日いちばんうまくできなかったことや失敗したこと、反省点"を1行にまとめて具体的に書き出していきましょう。

　ここで大切なことは、**"なぜ失敗してしまったのか"という原因にも目を向ける**こと。失敗を思い出すと嫌な気分になるかもしれませんが、そこで目を伏せず、なぜそうなってしまったのかを考えながら書き出すのがコツ。「携帯電話をかばんに入れたと思い込んで、確認しなかった」→「出かける前は必ずかばんのなかまで確認する」という改善策が見え、次は失敗しないようになります。

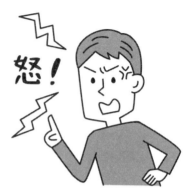

④今日反省することは　深夜までビデオを見ながらお菓子を食べてしまった。

⑤〈今日よかった（うまくいった）ことは〉欄は、こう使う

　あなたが今日1日で"達成できていちばんよかった"と思うことを書き込みましょう。達成できたのはどんなことでしょうか。目下の課題・目標かもしれませんし、苦手なことかもしれませんよね。たとえば、「締め切りまでにプレゼン資料を提出できた」「今日は卵焼きがきれいな形に焼けた♪」「散らかっていた部屋を片づけられた」「苦手な牛乳を残さず飲めた！」など、**どんなに些細なことでもOK。**"うまくできて、うれしい！よかった！"という気持ちを込めて文字にしましょう。**前日に書いた「⑦明日のやりたいこと（目標）は」が達成**できたら、それを記入してもよいですね。

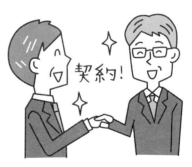

⑤今日よかった（うまくいった）ことは
ヤッタ〜！終わらないと思った仕事が締切に間に合った！

⑥〈今日感動したことは〉欄は、こう使う

感動したことやうれしかったことは、短くて力のこもった言葉でしるしましょう。「やった！ やった！ ついに商談成功！」「公園の木漏れ日が最高にキレイ！」「今日読んだ本の一節『×××』がステキ」「夫から『ありがとう』と言われた。驚いたけど、うれしい！」といったように、**核心をつくいちばん重要な部分を切り取り、そこに焦点を絞って気持ちを素直に吐き出す**のがコツ。核心をついた一文であれば、細かい状況説明は必要ありません。短くて力のこもったフレーズは**脳裏に強く意識づけ**されます。何十年経ってもこの1行を見れば、その日の情景をありありと思い出せるでしょう。

⑥今日感動したことは　青い！青すぎる！雲ひとつない青空が最高にキレイだった

⑦〈明日やりたいこと（目標）は〉欄は、こう使う

忘れたくない用事や改善したいことなど、**1日のうちでいちばん力を入れたいポイント（関心事）に絞り**、具体的な行動を書き込みましょう。

特に年齢を重ねたりすると"うっかり忘れ"が多くなりがち。翌日のスケジュールをざっと確認して、たとえば、明日数年ぶりに友人宅を訪問するのに、手土産を持っていきたい場合は、「午前中に××屋の羊羹を買いに行く」と具体的にどうすればよいかを書きます。また、ノートの4行目に書いた「**今日反省すること**」、「**うまくできなかったことは**」に対する改善策や**目標を記入しても OK！** 書くことで意識づけされ、失敗防止につながります。

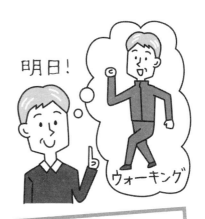

⑦明日やりたいこと（目標）は　明るいうちに外出して1万歩ウォーキング

〈メモ〉〈昨日の目標は〉欄は、こう使う

　まず、ノートの右下にある"昨日の目標は達成できた？"という欄は、〇（達成）△（まあまあ、あと少し）×（できなかった）で状況をチェック。次に書き込んだ7行で**1日全体を振り返り、感想や自分へのメッセージを一言で書**き込みましょう。たとえば、「まあまあ順調な1日だった」「次は必ず目標をクリアするぞ！」「忙しかったけどよく頑張った！」など、前向きな言葉で締めるのがコツ。

　ほかにも、今日の食事内容やカロリー、1日の支出額を記録するなど、**自分が覚えておきたい事項を記録**しておくのもオススメ。ただし、書く内容が多くならないよう項目をしっかり絞りましょう。

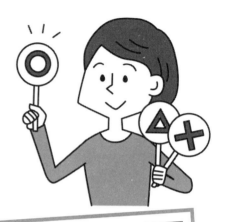

メモ　明日Yシャツをクリーニングに出す

昨日の目標は
達成できた？
〇
△
×

「奇跡の『1日7行』ノート」を毎日書き、自律神経を整えよう！

――姿勢を正し、自分の手でゆっくりと――

　手書き文字は心の状態――つまり、自律神経のバランスを表す鏡です。心に余裕がないときは、つい慌てて乱雑に書いてしまうもの。乱れた字は自律神経も乱れている証拠です。反対にていねいに書かれているときは心身がリラックスしていて、自律神経も安定しています。

　「奇跡の『1日7行』ノート」を書くうえで、字のうまい下手は関係ありません。むしろ、ゆっくりていねいに書かれているかどうかが大切。忙しいとき、余裕がないときほど、姿勢を正し、ゆっくり呼吸をし、ていねいに気持ちを込めて書くことを心がけましょう。ていねいに書かれた文字には"力"が宿ります。こうした書き方を習慣にしていると、自然に自律神経が整っていきます。

〈カレンダー〉を見て、「奇跡の『1日7行』ノート」に最初に日付を入れましょう

「奇跡の『1日7行』ノート」はいつからでも始められるのが特徴です。下記に2021年4月1日〜2022年7月31日までのカレンダーを用意しました。ノートを購入したら、まずこのカレンダーを見て日付を記入しましょう。1日ずつでもよいし、1週間分ずつまとめて書き入れてもよいでしょう。日付を書き終えたら、さっそく、第1日目のスタートです！

※祝日は変更される場合があります。

2021（令和3年）

4

月	火	水	木	金	土	日
			1	2	3	4
5	6	7	8	9	10	11
12	13	14	15	16	17	18
19	20	21	22	23	24	25
26	27	28	29	30		

5

月	火	水	木	金	土	日
					1	2
3	4	5	6	7	8	9
10	11	12	13	14	15	16
17	18	19	20	21	22	23
24	25	26	27	28	29	30
31						

6

月	火	水	木	金	土	日
	1	2	3	4	5	6
7	8	9	10	11	12	13
14	15	16	17	18	19	20
21	22	23	24	25	26	27
28	29	30				

7

月	火	水	木	金	土	日
				1	2	3	4
5	6	7	8	9	10	11
12	13	14	15	16	17	18
19	20	21	22	23	24	25
26	27	28	29	30	31	

8

月	火	水	木	金	土	日
						1
2	3	4	5	6	7	8
9	10	11	12	13	14	15
16	17	18	19	20	21	22
23	24	25	26	27	28	29
30	31					

9

月	火	水	木	金	土	日
		1	2	3	4	5
6	7	8	9	10	11	12
13	14	15	16	17	18	19
20	21	22	23	24	25	26
27	28	29	30			

10

月	火	水	木	金	土	日
				1	2	3
4	5	6	7	8	9	10
11	12	13	14	15	16	17
18	19	20	21	22	23	24
25	26	27	28	29	30	31

11

月	火	水	木	金	土	日
1	2	3	4	5	6	7
8	9	10	11	12	13	14
15	16	17	18	19	20	21
22	23	24	25	26	27	28
29	30					

12

月	火	水	木	金	土	日
		1	2	3	4	5
6	7	8	9	10	11	12
13	14	15	16	17	18	19
20	21	22	23	24	25	26
27	28	29	30	31		

2022（令和4年）

1

月	火	水	木	金	土	日
					1	2
3	4	5	6	7	8	9
10	11	12	13	14	15	16
17	18	19	20	21	22	23
24	25	26	27	28	29	30
31						

2

月	火	水	木	金	土	日
	1	2	3	4	5	6
7	8	9	10	11	12	13
14	15	16	17	18	19	20
21	22	23	24	25	26	27
28						

3

月	火	水	木	金	土	日
	1	2	3	4	5	6
7	8	9	10	11	12	13
14	15	16	17	18	19	20
21	22	23	24	25	26	27
28	29	30	31			

4

月	火	水	木	金	土	日
				1	2	3
4	5	6	7	8	9	10
11	12	13	14	15	16	17
18	19	20	21	22	23	24
25	26	27	28	29	30	

5

月	火	水	木	金	土	日
						1
2	3	4	5	6	7	8
9	10	11	12	13	14	15
16	17	18	19	20	21	22
23	24	25	26	27	28	29
30	31					

6

月	火	水	木	金	土	日
		1	2	3	4	5
6	7	8	9	10	11	12
13	14	15	16	17	18	19
20	21	22	23	24	25	26
27	28	29	30			

7

月	火	水	木	金	土	日
				1	2	3
4	5	6	7	8	9	10
11	12	13	14	15	16	17
18	19	20	21	22	23	24
25	26	27	28	29	30	31

1週間目　　　年（　　月　　日〜　　月　　日）の目標と予定

	〈目標〉	〈予定〉
月（　月　　日）		:
火（　月　　日）		:
水（　月　　日）		:
木（　月　　日）		:
金（　月　　日）		:
土（　月　　日）		:
日（　月　　日）		:
メモ		

**　　月　　　日（月）**　　天気（　　　　　）　体重（　　　）kg　食事（　朝　　昼　　晩　）
睡眠（起床　　：　　就寝　　：　　）　運動（　　　　　　）

①今日の体調は

②今日会った人は

③今日ストレスに感じたことは

④今日反省することは

⑤今日よかった（うまくいった）ことは

⑥今日感動したことは

⑦明日やりたいこと（目標）は

メモ　　　　　　　　　　　　　　　　　　　　昨日の目標は　　☒　　○
　　　　　　　　　　　　　　　　　　　　　　達成できた？　　　　　△
　　　　　　　　　　　　　　　　　　　　　　　　　　　　　　　　　×

月　　　日（火）　天気（　　　　）　体重（　　　　）kg　食事（　朝　　昼　　晩　）
　　　　　　　　　　睡眠（起床　　：　　就寝　　：　　）運動（　　　　　　）

①今日の体調は

②今日会った人は

③今日ストレスに感じたことは

④今日反省することは

⑤今日よかった（うまくいった）ことは

⑥今日感動したことは

⑦明日やりたいこと（目標）は

メモ　　　　　　　　　　　　　　　　　　　　　昨日の目標は　　　　　　○
　　　　　　　　　　　　　　　　　　　　　　　達成できた？　　　　　　△
　　　　　　　　　　　　　　　　　　　　　　　　　　　　　　　　　　　×

月　　　日（水）　天気（　　　　）　体重（　　　　）kg　食事（　朝　　昼　　晩　）
　　　　　　　　　　睡眠（起床　　：　　就寝　　：　　）運動（　　　　　　）

①今日の体調は

②今日会った人は

③今日ストレスに感じたことは

④今日反省することは

⑤今日よかった（うまくいった）ことは

⑥今日感動したことは

⑦明日やりたいこと（目標）は

メモ　　　　　　　　　　　　　　　　　　　　　昨日の目標は　　　　　　○
　　　　　　　　　　　　　　　　　　　　　　　達成できた？　　　　　　△
　　　　　　　　　　　　　　　　　　　　　　　　　　　　　　　　　　　×

月　　　　日（木）　天気（　　　　　）　体重（　　　　　）kg　食事（　朝　　昼　　晩　）
　　　　　　　　　　睡眠（起床　　：　　就寝　　：　　）　運動（　　　　　　　）

①今日の体調は

②今日会った人は

③今日ストレスに感じたことは

④今日反省することは

⑤今日よかった（うまくいった）ことは

⑥今日感動したことは

⑦明日やりたいこと（目標）は

メモ　　　　　　　　　　　　　　　　　　　　　　昨日の目標は　　　　　　　○
　　　　　　　　　　　　　　　　　　　　　　　　達成できた？　　　　　　　△
　　　　　　　　　　　　　　　　　　　　　　　　　　　　　　　　　　　　　×

月　　　　日（金）　天気（　　　　　）　体重（　　　　　）kg　食事（　朝　　昼　　晩　）
　　　　　　　　　　睡眠（起床　　：　　就寝　　：　　）　運動（　　　　　　　）

①今日の体調は

②今日会った人は

③今日ストレスに感じたことは

④今日反省することは

⑤今日よかった（うまくいった）ことは

⑥今日感動したことは

⑦明日やりたいこと（目標）は

メモ　　　　　　　　　　　　　　　　　　　　　　昨日の目標は　　　　　　　○
　　　　　　　　　　　　　　　　　　　　　　　　達成できた？　　　　　　　△
　　　　　　　　　　　　　　　　　　　　　　　　　　　　　　　　　　　　　×

14

月　　　　日（土）　天気（　　　　）　体重（　　　）kg　食事（　朝　　昼　　晩　）
　　　　　　　　　　　睡眠（起床　　：　　　就寝　　：　　）運動（　　　　　　　）

①今日の体調は

②今日会った人は

③今日ストレスに感じたことは

④今日反省することは

⑤今日よかった（うまくいった）ことは

⑥今日感動したことは

⑦明日やりたいこと（目標）は

メモ　　　　　　　　　　　　　　　　　　　　　　　昨日の目標は　　　　　○
　　　　　　　　　　　　　　　　　　　　　　　　　達成できた？　　　　　△
　　　　　　　　　　　　　　　　　　　　　　　　　　　　　　　　　　　　×

月　　　　日（日）　天気（　　　　）　体重（　　　）kg　食事（　朝　　昼　　晩　）
　　　　　　　　　　　睡眠（起床　　：　　　就寝　　：　　）運動（　　　　　　　）

①今日の体調は

②今日会った人は

③今日ストレスに感じたことは

④今日反省することは

⑤今日よかった（うまくいった）ことは

⑥今日感動したことは

⑦明日やりたいこと（目標）は

メモ　　　　　　　　　　　　　　　　　　　　　　　昨日の目標は　　　　　○
　　　　　　　　　　　　　　　　　　　　　　　　　達成できた？　　　　　△
　　　　　　　　　　　　　　　　　　　　　　　　　　　　　　　　　　　　×

2週間目 | 年（　　月　　日〜　　月　　日）の目標と予定

	〈目標〉	〈予定〉
月（　月　日）		：
火（　月　日）		：
水（　月　日）		：
木（　月　日）		：
金（　月　日）		：
土（　月　日）		：
日（　月　日）		：
メモ		

月　　日（月）　天気（　　　　）　体重（　　　）kg　食事（　朝　昼　晩　）
　　　　　　　　　睡眠（起床　：　　就寝　：　　）運動（　　　　）

①今日の体調は

②今日会った人は

③今日ストレスに感じたことは

④今日反省することは

⑤今日よかった（うまくいった）ことは

⑥今日感動したことは

⑦明日やりたいこと（目標）は

メモ

昨日の目標は達成できた？　○△×

16

月　　　日（火）　天気（　　　　　）　体重（　　　　）kg　食事（　朝　　昼　　晩　）
　　　　　　　　　　睡眠（起床　　：　　就寝　　：　　）　運動（　　　　　　　　）

①今日の体調は

②今日会った人は

③今日ストレスに感じたことは

④今日反省することは

⑤今日よかった（うまくいった）ことは

⑥今日感動したことは

⑦明日やりたいこと（目標）は

メモ　　　　　　　　　　　　　　　　　　　　　　　　昨日の目標は　　　　　　　〇
　　　　　　　　　　　　　　　　　　　　　　　　　　達成できた？　　　　　　　△
　　　　　　　　　　　　　　　　　　　　　　　　　　　　　　　　　　　　　　　×

月　　　日（水）　天気（　　　　　）　体重（　　　　）kg　食事（　朝　　昼　　晩　）
　　　　　　　　　　睡眠（起床　　：　　就寝　　：　　）　運動（　　　　　　　　）

①今日の体調は

②今日会った人は

③今日ストレスに感じたことは

④今日反省することは

⑤今日よかった（うまくいった）ことは

⑥今日感動したことは

⑦明日やりたいこと（目標）は

メモ　　　　　　　　　　　　　　　　　　　　　　　　昨日の目標は　　　　　　　〇
　　　　　　　　　　　　　　　　　　　　　　　　　　達成できた？　　　　　　　△
　　　　　　　　　　　　　　　　　　　　　　　　　　　　　　　　　　　　　　　×

月　　　日（木）　天気（　　　　　）　体重（　　　　）kg　食事（　朝　　昼　　晩　）
　　　　　　　　　　睡眠（起床　　：　　就寝　　：　　）　運動（　　　　　　　　　）

①今日の体調は

②今日会った人は

③今日ストレスに感じたことは

④今日反省することは

⑤今日よかった（うまくいった）ことは

⑥今日感動したことは

⑦明日やりたいこと（目標）は

メモ　　　　　　　　　　　　　　　　　　　　　　昨日の目標は　　☒　　○
　　　　　　　　　　　　　　　　　　　　　　　　達成できた？　　　　　△
　　　　　　　　　　　　　　　　　　　　　　　　　　　　　　　　　　　×

月　　　日（金）　天気（　　　　　）　体重（　　　　）kg　食事（　朝　　昼　　晩　）
　　　　　　　　　　睡眠（起床　　：　　就寝　　：　　）　運動（　　　　　　　　　）

①今日の体調は

②今日会った人は

③今日ストレスに感じたことは

④今日反省することは

⑤今日よかった（うまくいった）ことは

⑥今日感動したことは

⑦明日やりたいこと（目標）は

メモ　　　　　　　　　　　　　　　　　　　　　　昨日の目標は　　☒　　○
　　　　　　　　　　　　　　　　　　　　　　　　達成できた？　　　　　△
　　　　　　　　　　　　　　　　　　　　　　　　　　　　　　　　　　　×

月　　　日（土）　天気（　　　　　）　体重（　　　）kg　食事（　朝　　昼　　晩　）
　　　　　　　　　　睡眠（起床　　：　　就寝　　：　　）運動（　　　　　　　　）

①今日の体調は

②今日会った人は

③今日ストレスに感じたことは

④今日反省することは

⑤今日よかった（うまくいった）ことは

⑥今日感動したことは

⑦明日やりたいこと（目標）は

メモ　　　　　　　　　　　　　　　　　　　　　　　昨日の目標は　　　　　　○
　　　　　　　　　　　　　　　　　　　　　　　　　達成できた？　　　　　　△
　　　　　　　　　　　　　　　　　　　　　　　　　　　　　　　　　　　　×

月　　　日（日）　天気（　　　　　）　体重（　　　）kg　食事（　朝　　昼　　晩　）
　　　　　　　　　　睡眠（起床　　：　　就寝　　：　　）運動（　　　　　　　　）

①今日の体調は

②今日会った人は

③今日ストレスに感じたことは

④今日反省することは

⑤今日よかった（うまくいった）ことは

⑥今日感動したことは

⑦明日やりたいこと（目標）は

メモ　　　　　　　　　　　　　　　　　　　　　　　昨日の目標は　　　　　　○
　　　　　　　　　　　　　　　　　　　　　　　　　達成できた？　　　　　　△
　　　　　　　　　　　　　　　　　　　　　　　　　　　　　　　　　　　　×

19

年 (　　 月 　　 日 ～ 　　 月 　　 日) の目標と予定

	〈目標〉	〈予定〉
月 (　 月 　 日)		:
火 (　 月 　 日)		:
水 (　 月 　 日)		:
木 (　 月 　 日)		:
金 (　 月 　 日)		:
土 (　 月 　 日)		:
日 (　 月 　 日)		:

メモ

月 　　 日 (月) 　 天気 (　　　　) 体重 (　　　) kg 食事 (朝 　 昼 　 晩)
　　　　　　　　　　 睡眠 (起床 　 : 　　 就寝 　 : 　) 運動 (　　　　　)

①今日の体調は

②今日会った人は

③今日ストレスに感じたことは

④今日反省することは

⑤今日よかった (うまくいった) ことは

⑥今日感動したことは

⑦明日やりたいこと (目標) は

メモ 　　　　　　　　　　　　　　　　　　　 昨日の目標は 　　 ☐　 ○
　　　　　　　　　　　　　　　　　　　　　 達成できた？ 　　　　 △
　　　　　　　　　　　　　　　　　　　　　　　　　　　　　　 ✕

月　　　　日（火）　天気（　　　　）　体重（　　　）kg　食事（　朝　　昼　　晩　）
　　　　　　　　　　　睡眠（起床　　：　　就寝　　：　　）運動（　　　　　　　　）

①今日の体調は

②今日会った人は

③今日ストレスに感じたことは

④今日反省することは

⑤今日よかった（うまくいった）ことは

⑥今日感動したことは

⑦明日やりたいこと（目標）は

メモ　　　　　　　　　　　　　　　　　　　　　　昨日の目標は　　　　○
　　　　　　　　　　　　　　　　　　　　　　　　達成できた？　　　　△
　　　　　　　　　　　　　　　　　　　　　　　　　　　　　　　　　　×

月　　　　日（水）　天気（　　　　）　体重（　　　）kg　食事（　朝　　昼　　晩　）
　　　　　　　　　　　睡眠（起床　　：　　就寝　　：　　）運動（　　　　　　　　）

①今日の体調は

②今日会った人は

③今日ストレスに感じたことは

④今日反省することは

⑤今日よかった（うまくいった）ことは

⑥今日感動したことは

⑦明日やりたいこと（目標）は

メモ　　　　　　　　　　　　　　　　　　　　　　昨日の目標は　　　　○
　　　　　　　　　　　　　　　　　　　　　　　　達成できた？　　　　△
　　　　　　　　　　　　　　　　　　　　　　　　　　　　　　　　　　×

月　　　　日（木）　天気（　　　　　）　体重（　　　　）kg　食事（　朝　　昼　　晩　）
　　　　　　　　　　　　睡眠（起床　　：　　就寝　　：　　）運動（　　　　　　　　）

①今日の体調は

②今日会った人は

③今日ストレスに感じたことは

④今日反省することは

⑤今日よかった（うまくいった）ことは

⑥今日感動したことは

⑦明日やりたいこと（目標）は

メモ　　　　　　　　　　　　　　　　　　　　　　　昨日の目標は　　⊗　　○
　　　　　　　　　　　　　　　　　　　　　　　　　達成できた？　　　　△
　　　　　　　　　　　　　　　　　　　　　　　　　　　　　　　　　　　×

月　　　　日（金）　天気（　　　　　）　体重（　　　　）kg　食事（　朝　　昼　　晩　）
　　　　　　　　　　　　睡眠（起床　　：　　就寝　　：　　）運動（　　　　　　　　）

①今日の体調は

②今日会った人は

③今日ストレスに感じたことは

④今日反省することは

⑤今日よかった（うまくいった）ことは

⑥今日感動したことは

⑦明日やりたいこと（目標）は

メモ　　　　　　　　　　　　　　　　　　　　　　　昨日の目標は　　⊗　　○
　　　　　　　　　　　　　　　　　　　　　　　　　達成できた？　　　　△
　　　　　　　　　　　　　　　　　　　　　　　　　　　　　　　　　　　×

| 月   日（土） | 天気（   ） 体重（   ）kg 食事（ 朝 昼 晩 ）
睡眠（起床   ：   就寝   ：   ） 運動（   ） |

①今日の体調は

②今日会った人は

③今日ストレスに感じたことは

④今日反省することは

⑤今日よかった（うまくいった）ことは

⑥今日感動したことは

⑦明日やりたいこと（目標）は

メモ   昨日の目標は ⊗ ○
                                              達成できた？   △
                                                             ×

| 月   日（日） | 天気（   ） 体重（   ）kg 食事（ 朝 昼 晩 ）
睡眠（起床   ：   就寝   ：   ） 運動（   ） |

①今日の体調は

②今日会った人は

③今日ストレスに感じたことは

④今日反省することは

⑤今日よかった（うまくいった）ことは

⑥今日感動したことは

⑦明日やりたいこと（目標）は

メモ   昨日の目標は ⊗ ○
                                              達成できた？   △
                                                             ×

4 週間目   　　年（　　　月　　　日〜　　　月　　　日）の目標と予定

〈目標〉　　　　　　　　　　　　〈予定〉

月（　　月　　　日）　　　　　　　　　　　　　　　　：

火（　　月　　　日）　　　　　　　　　　　　　　　　：

水（　　月　　　日）　　　　　　　　　　　　　　　　：

木（　　月　　　日）　　　　　　　　　　　　　　　　：

金（　　月　　　日）　　　　　　　　　　　　　　　　：

土（　　月　　　日）　　　　　　　　　　　　　　　　：

日（　　月　　　日）　　　　　　　　　　　　　　　　：

メモ

**　　月　　　日（月）**　　天気（　　　　　）　体重（　　　　　）kg　食事（　朝　　昼　　晩　）
　　　　　　　　　　　　睡眠（起床　　：　　就寝　　：　　）　運動（　　　　　　　　）

①今日の体調は

②今日会った人は

③今日ストレスに感じたことは

④今日反省することは

⑤今日よかった（うまくいった）ことは

⑥今日感動したことは

⑦明日やりたいこと（目標）は

メモ　　　　　　　　　　　　　　　　　　　　　　　昨日の目標は　　□　　○
　　　　　　　　　　　　　　　　　　　　　　　　　達成できた？　　　　△
　　　　　　　　　　　　　　　　　　　　　　　　　　　　　　　　　　　　×

月　　　　日（火）　天気（　　　　　）　体重（　　　　）kg　食事（　朝　　昼　　晩　）
　　　　　　　　　　　睡眠（起床　　：　　　就寝　　：　　　）　運動（　　　　　　　　）

①今日の体調は

②今日会った人は

③今日ストレスに感じたことは

④今日反省することは

⑤今日よかった（うまくいった）ことは

⑥今日感動したことは

⑦明日やりたいこと（目標）は

メモ　　　　　　　　　　　　　　　　　　　　　　　昨日の目標は　　□　　○
　　　　　　　　　　　　　　　　　　　　　　　　　達成できた？　　　　△
　　　　　　　　　　　　　　　　　　　　　　　　　　　　　　　　　　　×

月　　　　日（水）　天気（　　　　　）　体重（　　　　）kg　食事（　朝　　昼　　晩　）
　　　　　　　　　　　睡眠（起床　　：　　　就寝　　：　　　）　運動（　　　　　　　　）

①今日の体調は

②今日会った人は

③今日ストレスに感じたことは

④今日反省することは

⑤今日よかった（うまくいった）ことは

⑥今日感動したことは

⑦明日やりたいこと（目標）は

メモ　　　　　　　　　　　　　　　　　　　　　　　昨日の目標は　　□　　○
　　　　　　　　　　　　　　　　　　　　　　　　　達成できた？　　　　△
　　　　　　　　　　　　　　　　　　　　　　　　　　　　　　　　　　　×

25

月　　　　日（木）　天気（　　　　　）　体重（　　　　）kg　食事（　朝　　昼　　晩　）
　　　　　　　　　　　睡眠（起床　　　：　　　就寝　　　：　　　）運動（　　　　　　　　）

①今日の体調は

②今日会った人は

③今日ストレスに感じたことは

④今日反省することは

⑤今日よかった（うまくいった）ことは

⑥今日感動したことは

⑦明日やりたいこと（目標）は

メモ　　　　　　　　　　　　　　　　　　　　　　　　　　昨日の目標は　　　　　　○
　　　　　　　　　　　　　　　　　　　　　　　　　　　　達成できた？　　　　　　　△
　　×

月　　　　日（金）　天気（　　　　　）　体重（　　　　）kg　食事（　朝　　昼　　晩　）
　　　　　　　　　　　睡眠（起床　　　：　　　就寝　　　：　　　）運動（　　　　　　　　）

①今日の体調は

②今日会った人は

③今日ストレスに感じたことは

④今日反省することは

⑤今日よかった（うまくいった）ことは

⑥今日感動したことは

⑦明日やりたいこと（目標）は

メモ　　　　　　　　　　　　　　　　　　　　　　　　　　昨日の目標は　　　　　　○
　　　　　　　　　　　　　　　　　　　　　　　　　　　　達成できた？　　　　　　　△
　　×

月　　　　日（土）　天気（　　　　　）　体重（　　　　）kg　食事（　朝　　昼　　晩　）
　　　　　　　　　　睡眠（起床　　　：　　　就寝　　　：　　　）運動（　　　　　　　　　）

①今日の体調は

②今日会った人は

③今日ストレスに感じたことは

④今日反省することは

⑤今日よかった（うまくいった）ことは

⑥今日感動したことは

⑦明日やりたいこと（目標）は

メモ　　　　　　　　　　　　　　　　　　　　　　　　　　昨日の目標は　　□　　○
　　　　　　　　　　　　　　　　　　　　　　　　　　　　達成できた？　　　　△
　　　　　　　　　　　　　　　　　　　　　　　　　　　　　　　　　　　　　　×

月　　　　日（日）　天気（　　　　　）　体重（　　　　）kg　食事（　朝　　昼　　晩　）
　　　　　　　　　　睡眠（起床　　　：　　　就寝　　　：　　　）運動（　　　　　　　　　）

①今日の体調は

②今日会った人は

③今日ストレスに感じたことは

④今日反省することは

⑤今日よかった（うまくいった）ことは

⑥今日感動したことは

⑦明日やりたいこと（目標）は

メモ　　　　　　　　　　　　　　　　　　　　　　　　　　昨日の目標は　　□　　○
　　　　　　　　　　　　　　　　　　　　　　　　　　　　達成できた？　　　　△
　　　　　　　　　　　　　　　　　　　　　　　　　　　　　　　　　　　　　　×

5 週間目　　　年（　　月　　日〜　　月　　日）の目標と予定

	〈目標〉	〈予定〉
月（　月　日）		：
火（　月　日）		：
水（　月　日）		：
木（　月　日）		：
金（　月　日）		：
土（　月　日）		：
日（　月　日）		：
メモ		

月　　　日（月）　　天気（　　　　）　体重（　　　　）kg　食事（　朝　昼　晩　）
　　　　　　　　　　　　睡眠（起床　：　　就寝　：　　）運動（　　　　　　　　）

①今日の体調は

②今日会った人は

③今日ストレスに感じたことは

④今日反省することは

⑤今日よかった（うまくいった）ことは

⑥今日感動したことは

⑦明日やりたいこと（目標）は

メモ　　　　　　　　　　　　　　　　　　　　　昨日の目標は　　〇
　　　　　　　　　　　　　　　　　　　　　　　達成できた？　　△
　　　　　　　　　　　　　　　　　　　　　　　　　　　　　　　×

| 月　　　　日（火） | 天気（　　　　　　） | 体重（　　　　　）kg | 食事（ 朝　　昼　　晩 ） |
| 睡眠（起床　　　：　　　就寝　　　：　　　） | | | 運動（　　　　　　　） |

①今日の体調は

②今日会った人は

③今日ストレスに感じたことは

④今日反省することは

⑤今日よかった（うまくいった）ことは

⑥今日感動したことは

⑦明日やりたいこと（目標）は

メモ

昨日の目標は
達成できた？ 〇 △ ×

| 月　　　　日（水） | 天気（　　　　　　） | 体重（　　　　　）kg | 食事（ 朝　　昼　　晩 ） |
| 睡眠（起床　　　：　　　就寝　　　：　　　） | | | 運動（　　　　　　　） |

①今日の体調は

②今日会った人は

③今日ストレスに感じたことは

④今日反省することは

⑤今日よかった（うまくいった）ことは

⑥今日感動したことは

⑦明日やりたいこと（目標）は

メモ

昨日の目標は
達成できた？ 〇 △ ×

月　　　　日（木）　天気（　　　　　　）　体重（　　　　）kg　食事（　朝　　昼　　晩　）
　　　　　　　　　　　睡眠（起床　　　：　　　就寝　　　：　　　）　運動（　　　　　　　　　）

①今日の体調は

②今日会った人は

③今日ストレスに感じたことは

④今日反省することは

⑤今日よかった（うまくいった）ことは

⑥今日感動したことは

⑦明日やりたいこと（目標）は

メモ　　　　　　　　　　　　　　　　　　　　　　　　昨日の目標は　　　　　　　　○
　　　　　　　　　　　　　　　　　　　　　　　　　　達成できた？　　　⊗　　　△
　　×

月　　　　日（金）　天気（　　　　　　）　体重（　　　　）kg　食事（　朝　　昼　　晩　）
　　　　　　　　　　　睡眠（起床　　　：　　　就寝　　　：　　　）　運動（　　　　　　　　　）

①今日の体調は

②今日会った人は

③今日ストレスに感じたことは

④今日反省することは

⑤今日よかった（うまくいった）ことは

⑥今日感動したことは

⑦明日やりたいこと（目標）は

メモ　　　　　　　　　　　　　　　　　　　　　　　　昨日の目標は　　　　　　　　○
　　　　　　　　　　　　　　　　　　　　　　　　　　達成できた？　　　⊗　　　△
　　×

月　　　　日（土）　天気（　　　　　）　体重（　　　　）kg　食事（　朝　　昼　　晩　）
　　　　　　　　　　睡眠（起床　　　：　　就寝　　　：　　）　運動（　　　　　　　　）

①今日の体調は

②今日会った人は

③今日ストレスに感じたことは

④今日反省することは

⑤今日よかった（うまくいった）ことは

⑥今日感動したことは

⑦明日やりたいこと（目標）は

メモ　　　　　　　　　　　　　　　　　　　　　　　昨日の目標は　　　　　　○
　　　　　　　　　　　　　　　　　　　　　　　　　達成できた？　　　　　　△
　　　　　　　　　　　　　　　　　　　　　　　　　　　　　　　　　　　　　×

月　　　　日（日）　天気（　　　　　）　体重（　　　　）kg　食事（　朝　　昼　　晩　）
　　　　　　　　　　睡眠（起床　　　：　　就寝　　　：　　）　運動（　　　　　　　　）

①今日の体調は

②今日会った人は

③今日ストレスに感じたことは

④今日反省することは

⑤今日よかった（うまくいった）ことは

⑥今日感動したことは

⑦明日やりたいこと（目標）は

メモ　　　　　　　　　　　　　　　　　　　　　　　昨日の目標は　　　　　　○
　　　　　　　　　　　　　　　　　　　　　　　　　達成できた？　　　　　　△
　　　　　　　　　　　　　　　　　　　　　　　　　　　　　　　　　　　　　×

31

年（　　月　　日〜　　月　　日）の目標と予定

〈目標〉　　　　　　　　　　　〈予定〉

	〈目標〉	〈予定〉
月（　月　　日）		：
火（　月　　日）		：
水（　月　　日）		：
木（　月　　日）		：
金（　月　　日）		：
土（　月　　日）		：
日（　月　　日）		：
メモ		

月　　　日（月）　　天気（　　　　　）　体重（　　　）kg　食事（　朝　　昼　　晩　）
睡眠（起床　　：　　就寝　　：　　）　運動（　　　　　　　）

①今日の体調は

②今日会った人は

③今日ストレスに感じたことは

④今日反省することは

⑤今日よかった（うまくいった）ことは

⑥今日感動したことは

⑦明日やりたいこと（目標）は

メモ

昨日の目標は
達成できた？　　⊗　　○
　　　　　　　　　　△
　　　　　　　　　　✕

月　　　日（火）　天気（　　　　　）　体重（　　　　）kg　食事（　朝　　昼　　晩　）
　　　　　　　　　睡眠（起床　　　：　　就寝　　　：　　　）　運動（　　　　　　　）

①今日の体調は

②今日会った人は

③今日ストレスに感じたことは

④今日反省することは

⑤今日よかった（うまくいった）ことは

⑥今日感動したことは

⑦明日やりたいこと（目標）は

メモ　　　　　　　　　　　　　　　　　　　　　　　昨日の目標は　　　　　　　○
　　　　　　　　　　　　　　　　　　　　　　　　　達成できた？　　　　　　　△
　　　　　　　　　　　　　　　　　　　　　　　　　　　　　　　　　　　　　　×

月　　　日（水）　天気（　　　　　）　体重（　　　　）kg　食事（　朝　　昼　　晩　）
　　　　　　　　　睡眠（起床　　　：　　就寝　　　：　　　）　運動（　　　　　　　）

①今日の体調は

②今日会った人は

③今日ストレスに感じたことは

④今日反省することは

⑤今日よかった（うまくいった）ことは

⑥今日感動したことは

⑦明日やりたいこと（目標）は

メモ　　　　　　　　　　　　　　　　　　　　　　　昨日の目標は　　　　　　　○
　　　　　　　　　　　　　　　　　　　　　　　　　達成できた？　　　　　　　△
　　　　　　　　　　　　　　　　　　　　　　　　　　　　　　　　　　　　　　×

33

月　　　　日（木）　天気（　　　　　　）　体重（　　　　）kg　食事（　朝　　昼　　晩　）
　　　　　　　　　　　　睡眠（起床　　　：　　　就寝　　　：　　　）　運動（　　　　　　　　）

①今日の体調は

②今日会った人は

③今日ストレスに感じたことは

④今日反省することは

⑤今日よかった（うまくいった）ことは

⑥今日感動したことは

⑦明日やりたいこと（目標）は

メモ　　　　　　　　　　　　　　　　　　　　　　　　　　昨日の目標は　　　　　　　○
　　　　　　　　　　　　　　　　　　　　　　　　　　　　達成できた？　　⊗　　△
　　　　　　　　　　　　　　　　　　　　　　　　　　　　　　　　　　　　　　　×

月　　　　日（金）　天気（　　　　　　）　体重（　　　　）kg　食事（　朝　　昼　　晩　）
　　　　　　　　　　　　睡眠（起床　　　：　　　就寝　　　：　　　）　運動（　　　　　　　　）

①今日の体調は

②今日会った人は

③今日ストレスに感じたことは

④今日反省することは

⑤今日よかった（うまくいった）ことは

⑥今日感動したことは

⑦明日やりたいこと（目標）は

メモ　　　　　　　　　　　　　　　　　　　　　　　　　　昨日の目標は　　　　　　　○
　　　　　　　　　　　　　　　　　　　　　　　　　　　　達成できた？　　⊗　　△
　　　　　　　　　　　　　　　　　　　　　　　　　　　　　　　　　　　　　　　×

月　　　　　日（土）	天気（　　　　　　） 体重（　　　　　）kg 食事（ 朝　　昼　　晩 ）
	睡眠（起床　　：　　就寝　　：　　） 運動（　　　　　　　　）

①今日の体調は

②今日会った人は

③今日ストレスに感じたことは

④今日反省することは

⑤今日よかった（うまくいった）ことは

⑥今日感動したことは

⑦明日やりたいこと（目標）は

メモ　　　　　　　　　　　　　　　　　　　　　　昨日の目標は　⊠　○
　　　　　　　　　　　　　　　　　　　　　　　　達成できた？　　△
　　　　　　　　　　　　　　　　　　　　　　　　　　　　　　　×

月　　　　　日（日）	天気（　　　　　　） 体重（　　　　　）kg 食事（ 朝　　昼　　晩 ）
	睡眠（起床　　：　　就寝　　：　　） 運動（　　　　　　　　）

①今日の体調は

②今日会った人は

③今日ストレスに感じたことは

④今日反省することは

⑤今日よかった（うまくいった）ことは

⑥今日感動したことは

⑦明日やりたいこと（目標）は

メモ　　　　　　　　　　　　　　　　　　　　　　昨日の目標は　⊠　○
　　　　　　　　　　　　　　　　　　　　　　　　達成できた？　　△
　　　　　　　　　　　　　　　　　　　　　　　　　　　　　　　×

年（　　月　　日〜　　月　　日）の目標と予定

	〈目標〉	〈予定〉
月（　月　　日）		:
火（　月　　日）		:
水（　月　　日）		:
木（　月　　日）		:
金（　月　　日）		:
土（　月　　日）		:
日（　月　　日）		:
メモ		

**　　月　　　日（月）**　天気（　　　　　）　体重（　　　　）kg　食事（　朝　　昼　　晩　）
睡眠（起床　　：　　就寝　　：　　）　運動（　　　　　　）

①今日の体調は

②今日会った人は

③今日ストレスに感じたことは

④今日反省することは

⑤今日よかった（うまくいった）ことは

⑥今日感動したことは

⑦明日やりたいこと（目標）は

メモ

昨日の目標は
達成できた？　［⊗］　○
　　　　　　　　　　△
　　　　　　　　　　×

月　　　　日（火）　天気（　　　　　）　体重（　　　　　）kg　食事（　朝　　昼　　晩　）
　　　　　　　　　　睡眠（起床　　：　　就寝　　：　　）運動（　　　　　　　　）

①今日の体調は

②今日会った人は

③今日ストレスに感じたことは

④今日反省することは

⑤今日よかった（うまくいった）ことは

⑥今日感動したことは

⑦明日やりたいこと（目標）は

メモ　　　　　　　　　　　　　　　　　　　　　　　　　　　　昨日の目標は　　　　　　○
　　　　　　　　　　　　　　　　　　　　　　　　　　　　　　達成できた？　　　　　　△
　　×

月　　　　日（水）　天気（　　　　　）　体重（　　　　　）kg　食事（　朝　　昼　　晩　）
　　　　　　　　　　睡眠（起床　　：　　就寝　　：　　）運動（　　　　　　　　）

①今日の体調は

②今日会った人は

③今日ストレスに感じたことは

④今日反省することは

⑤今日よかった（うまくいった）ことは

⑥今日感動したことは

⑦明日やりたいこと（目標）は

メモ　　　　　　　　　　　　　　　　　　　　　　　　　　　　昨日の目標は　　　　　　○
　　　　　　　　　　　　　　　　　　　　　　　　　　　　　　達成できた？　　　　　　△
　　×

月　　　日（木）　天気（　　　　）　体重（　　　）kg　食事（　朝　　昼　　晩　）
　　　　　　　　　　　睡眠（起床　　：　　就寝　　：　　）運動（　　　　　　）

①今日の体調は

②今日会った人は

③今日ストレスに感じたことは

④今日反省することは

⑤今日よかった（うまくいった）ことは

⑥今日感動したことは

⑦明日やりたいこと（目標）は

メモ　　　　　　　　　　　　　　　　　　　　　　　昨日の目標は　　◯
　　　　　　　　　　　　　　　　　　　　　　　　　達成できた？　⨂　△
　　　　　　　　　　　　　　　　　　　　　　　　　　　　　　　　　×

月　　　日（金）　天気（　　　　）　体重（　　　）kg　食事（　朝　　昼　　晩　）
　　　　　　　　　　　睡眠（起床　　：　　就寝　　：　　）運動（　　　　　　）

①今日の体調は

②今日会った人は

③今日ストレスに感じたことは

④今日反省することは

⑤今日よかった（うまくいった）ことは

⑥今日感動したことは

⑦明日やりたいこと（目標）は

メモ　　　　　　　　　　　　　　　　　　　　　　　昨日の目標は　　◯
　　　　　　　　　　　　　　　　　　　　　　　　　達成できた？　⨂　△
　　　　　　　　　　　　　　　　　　　　　　　　　　　　　　　　　×

月　　　　日（土）　天気（　　　　　）　体重（　　　）kg　食事（　朝　　昼　　晩　）
　　　　　　　　　　睡眠（起床　　：　　就寝　　：　　）運動（　　　　　　　　）

①今日の体調は

②今日会った人は

③今日ストレスに感じたことは

④今日反省することは

⑤今日よかった（うまくいった）ことは

⑥今日感動したことは

⑦明日やりたいこと（目標）は

メモ　　　　　　　　　　　　　　　　　　　　　昨日の目標は　　⊗　○
　　　　　　　　　　　　　　　　　　　　　　　達成できた？　　　　△
　　　　　　　　　　　　　　　　　　　　　　　　　　　　　　　　　×

月　　　　日（日）　天気（　　　　　）　体重（　　　）kg　食事（　朝　　昼　　晩　）
　　　　　　　　　　睡眠（起床　　：　　就寝　　：　　）運動（　　　　　　　　）

①今日の体調は

②今日会った人は

③今日ストレスに感じたことは

④今日反省することは

⑤今日よかった（うまくいった）ことは

⑥今日感動したことは

⑦明日やりたいこと（目標）は

メモ　　　　　　　　　　　　　　　　　　　　　昨日の目標は　　⊗　○
　　　　　　　　　　　　　　　　　　　　　　　達成できた？　　　　△
　　　　　　　　　　　　　　　　　　　　　　　　　　　　　　　　　×

年（　　月　　日〜　　月　　日）の目標と予定

	〈目標〉	〈予定〉
月（　月　日）		:
火（　月　日）		:
水（　月　日）		:
木（　月　日）		:
金（　月　日）		:
土（　月　日）		:
日（　月　日）		:

メモ

月　　日（月）	天気（　　　　） 体重（　　　）kg 食事（ 朝　昼　晩 ）
	睡眠（起床　　:　　就寝　　:　　） 運動（　　　　　　）

①今日の体調は

②今日会った人は

③今日ストレスに感じたことは

④今日反省することは

⑤今日よかった（うまくいった）ことは

⑥今日感動したことは

⑦明日やりたいこと（目標）は

メモ

昨日の目標は
達成できた？　⨂　○△×

月　　　　日（火）　天気（　　　　　）　体重（　　　　　）kg　食事（　朝　　昼　　晩　）
　　　　　　　　　　　睡眠（起床　　：　　　就寝　　：　　　）運動（　　　　　　　　　）

①今日の体調は

②今日会った人は

③今日ストレスに感じたことは

④今日反省することは

⑤今日よかった（うまくいった）ことは

⑥今日感動したことは

⑦明日やりたいこと（目標）は

メモ　　　　　　　　　　　　　　　　　　　　　　　昨日の目標は　　　　　　○
　　　　　　　　　　　　　　　　　　　　　　　　　達成できた？　　　　　　△
　　　　　　　　　　　　　　　　　　　　　　　　　　　　　　　　　　　　　×

月　　　　日（水）　天気（　　　　　）　体重（　　　　　）kg　食事（　朝　　昼　　晩　）
　　　　　　　　　　　睡眠（起床　　：　　　就寝　　：　　　）運動（　　　　　　　　　）

①今日の体調は

②今日会った人は

③今日ストレスに感じたことは

④今日反省することは

⑤今日よかった（うまくいった）ことは

⑥今日感動したことは

⑦明日やりたいこと（目標）は

メモ　　　　　　　　　　　　　　　　　　　　　　　昨日の目標は　　　　　　○
　　　　　　　　　　　　　　　　　　　　　　　　　達成できた？　　　　　　△
　　　　　　　　　　　　　　　　　　　　　　　　　　　　　　　　　　　　　×

41

月　　　　日（木）　天気（　　　　　）　体重（　　　　）kg　食事（　朝　　昼　　晩　）
　　　　　　　　　　　睡眠（起床　　：　　就寝　　：　　）　運動（　　　　　　　）

①今日の体調は

②今日会った人は

③今日ストレスに感じたことは

④今日反省することは

⑤今日よかった（うまくいった）ことは

⑥今日感動したことは

⑦明日やりたいこと（目標）は

メモ　　　　　　　　　　　　　　　　　　　　　　昨日の目標は　　☒　　○
　　　　　　　　　　　　　　　　　　　　　　　　達成できた？　　　　　△
　　　　　　　　　　　　　　　　　　　　　　　　　　　　　　　　　　　×

月　　　　日（金）　天気（　　　　　）　体重（　　　　）kg　食事（　朝　　昼　　晩　）
　　　　　　　　　　　睡眠（起床　　：　　就寝　　：　　）　運動（　　　　　　　）

①今日の体調は

②今日会った人は

③今日ストレスに感じたことは

④今日反省することは

⑤今日よかった（うまくいった）ことは

⑥今日感動したことは

⑦明日やりたいこと（目標）は

メモ　　　　　　　　　　　　　　　　　　　　　　昨日の目標は　　☒　　○
　　　　　　　　　　　　　　　　　　　　　　　　達成できた？　　　　　△
　　　　　　　　　　　　　　　　　　　　　　　　　　　　　　　　　　　×

月　　　日（土）　天気（　　　　）　体重（　　　）kg　食事（　朝　　昼　　晩　）
　　　　　　　　　　睡眠（起床　　：　　就寝　　：　　）運動（　　　　　　　）

①今日の体調は

②今日会った人は

③今日ストレスに感じたことは

④今日反省することは

⑤今日よかった（うまくいった）ことは

⑥今日感動したことは

⑦明日やりたいこと（目標）は

メモ　　　　　　　　　　　　　　　　　　　　昨日の目標は　　　　　　○
　　　　　　　　　　　　　　　　　　　　　　達成できた？　　　　　　△
　　　　　　　　　　　　　　　　　　　　　　　　　　　　　　　　　　×

月　　　日（日）　天気（　　　　）　体重（　　　）kg　食事（　朝　　昼　　晩　）
　　　　　　　　　　睡眠（起床　　：　　就寝　　：　　）運動（　　　　　　　）

①今日の体調は

②今日会った人は

③今日ストレスに感じたことは

④今日反省することは

⑤今日よかった（うまくいった）ことは

⑥今日感動したことは

⑦明日やりたいこと（目標）は

メモ　　　　　　　　　　　　　　　　　　　　昨日の目標は　　　　　　○
　　　　　　　　　　　　　　　　　　　　　　達成できた？　　　　　　△
　　　　　　　　　　　　　　　　　　　　　　　　　　　　　　　　　　×

年（　　月　　日～　　月　　日）の目標と予定

	〈目標〉	〈予定〉
月（　月　　日）		：
火（　月　　日）		：
水（　月　　日）		：
木（　月　　日）		：
金（　月　　日）		：
土（　月　　日）		：
日（　月　　日）		：
メモ		

月　　　日（月）　天気（　　　　）体重（　　　　）kg　食事（　朝　　昼　　晩　）
　　　　　　　　　睡眠（起床　　：　　就寝　　：　　）運動（　　　　　　　　）

①今日の体調は

②今日会った人は

③今日ストレスに感じたことは

④今日反省することは

⑤今日よかった（うまくいった）ことは

⑥今日感動したことは

⑦明日やりたいこと（目標）は

メモ

昨日の目標は
達成できた？　☒　○△×

月　　　　日（火）　天気（　　　　）　体重（　　　）kg　食事（　朝　　昼　　晩　）
　　　　　　　　　　　　　睡眠（起床　　：　　就寝　　：　　）運動（　　　　　　）

①今日の体調は

②今日会った人は

③今日ストレスに感じたことは

④今日反省することは

⑤今日よかった（うまくいった）ことは

⑥今日感動したことは

⑦明日やりたいこと（目標）は

メモ　　　　　　　　　　　　　　　　　　　　　昨日の目標は　　　⊠　　○
　　　　　　　　　　　　　　　　　　　　　　　達成できた？　　　　　　△
　　　　　　　　　　　　　　　　　　　　　　　　　　　　　　　　　　　×

　　　月　　　　日（水）　天気（　　　　）　体重（　　　）kg　食事（　朝　　昼　　晩　）
　　　　　　　　　　　　　睡眠（起床　　：　　就寝　　：　　）運動（　　　　　　）

①今日の体調は

②今日会った人は

③今日ストレスに感じたことは

④今日反省することは

⑤今日よかった（うまくいった）ことは

⑥今日感動したことは

⑦明日やりたいこと（目標）は

メモ　　　　　　　　　　　　　　　　　　　　　昨日の目標は　　　⊠　　○
　　　　　　　　　　　　　　　　　　　　　　　達成できた？　　　　　　△
　　　　　　　　　　　　　　　　　　　　　　　　　　　　　　　　　　　×

月　　　　　日（木）　天気（　　　　　）　体重（　　　　）kg　食事（　朝　　昼　　晩　）
　　　　　　　　　　　睡眠（起床　　：　　　就寝　　：　　）運動（　　　　　　　）

①今日の体調は

②今日会った人は

③今日ストレスに感じたことは

④今日反省することは

⑤今日よかった（うまくいった）ことは

⑥今日感動したことは

⑦明日やりたいこと（目標）は

メモ　　　　　　　　　　　　　　　　　　　　　　　　昨日の目標は　　　　○
　　　　　　　　　　　　　　　　　　　　　　　　　　達成できた？　　　　△
　　　　　　　　　　　　　　　　　　　　　　　　　　　　　　　　　　　　×

月　　　　　日（金）　天気（　　　　　）　体重（　　　　）kg　食事（　朝　　昼　　晩　）
　　　　　　　　　　　睡眠（起床　　：　　　就寝　　：　　）運動（　　　　　　　）

①今日の体調は

②今日会った人は

③今日ストレスに感じたことは

④今日反省することは

⑤今日よかった（うまくいった）ことは

⑥今日感動したことは

⑦明日やりたいこと（目標）は

メモ　　　　　　　　　　　　　　　　　　　　　　　　昨日の目標は　　　　○
　　　　　　　　　　　　　　　　　　　　　　　　　　達成できた？　　　　△
　　　　　　　　　　　　　　　　　　　　　　　　　　　　　　　　　　　　×

月　　　　日（土）　天気（　　　　　）　体重（　　　）kg　食事（　朝　　昼　　晩　）
　　　　　　　　　　睡眠（起床　　：　　　就寝　　：　　）　運動（　　　　　　　）

①今日の体調は

②今日会った人は

③今日ストレスに感じたことは

④今日反省することは

⑤今日よかった（うまくいった）ことは

⑥今日感動したことは

⑦明日やりたいこと（目標）は

メモ　　　　　　　　　　　　　　　　　　　　　　　昨日の目標は　　　　　　○
　　　　　　　　　　　　　　　　　　　　　　　　　達成できた？　　　　　　△
　　　　　　　　　　　　　　　　　　　　　　　　　　　　　　　　　　　　×

月　　　　日（日）　天気（　　　　　）　体重（　　　）kg　食事（　朝　　昼　　晩　）
　　　　　　　　　　睡眠（起床　　：　　　就寝　　：　　）　運動（　　　　　　　）

①今日の体調は

②今日会った人は

③今日ストレスに感じたことは

④今日反省することは

⑤今日よかった（うまくいった）ことは

⑥今日感動したことは

⑦明日やりたいこと（目標）は

メモ　　　　　　　　　　　　　　　　　　　　　　　昨日の目標は　　　　　　○
　　　　　　　　　　　　　　　　　　　　　　　　　達成できた？　　　　　　△
　　　　　　　　　　　　　　　　　　　　　　　　　　　　　　　　　　　　×

10 週間目

	〈目標〉	〈予定〉
月（　月　　日）		：
火（　月　　日）		：
水（　月　　日）		：
木（　月　　日）		：
金（　月　　日）		：
土（　月　　日）		：
日（　月　　日）		：

メモ

月　　　日（月）　天気（　　　）　体重（　　　）kg　食事（　朝　　昼　　晩　）
睡眠（起床　：　　就寝　：　）　運動（　　　　　）

①今日の体調は

②今日会った人は

③今日ストレスに感じたことは

④今日反省することは

⑤今日よかった（うまくいった）ことは

⑥今日感動したことは

⑦明日やりたいこと（目標）は

メモ

昨日の目標は
達成できた？　□　○△×

48

月　　　　日（火）	天気（　　　　　）	体重（　　　　　）kg	食事（　朝　　昼　　晩　）
	睡眠（起床　　　：　　　就寝　　　：　　　）	運動（　　　　　　　　　　）	

①今日の体調は

②今日会った人は

③今日ストレスに感じたことは

④今日反省することは

⑤今日よかった（うまくいった）ことは

⑥今日感動したことは

⑦明日やりたいこと（目標）は

メモ　　　　　　　　　　　　　　　　　　　　　　　　　昨日の目標は　　◯
　　　　　　　　　　　　　　　　　　　　　　　　　　　達成できた？　△
　　　　　　　　　　　　　　　　　　　　　　　　　　　　　　　　　　✕

月　　　　日（水）	天気（　　　　　）	体重（　　　　　）kg	食事（　朝　　昼　　晩　）
	睡眠（起床　　　：　　　就寝　　　：　　　）	運動（　　　　　　　　　　）	

①今日の体調は

②今日会った人は

③今日ストレスに感じたことは

④今日反省することは

⑤今日よかった（うまくいった）ことは

⑥今日感動したことは

⑦明日やりたいこと（目標）は

メモ　　　　　　　　　　　　　　　　　　　　　　　　　昨日の目標は　　◯
　　　　　　　　　　　　　　　　　　　　　　　　　　　達成できた？　△
　　　　　　　　　　　　　　　　　　　　　　　　　　　　　　　　　　✕

月　　　日（木）　天気（　　　　　　）　体重（　　　　　）kg　食事（　朝　　昼　　晩　）
　　　　　　　　　　睡眠（起床　　：　　　就寝　　：　　）　運動（　　　　　　　　）

①今日の体調は

②今日会った人は

③今日ストレスに感じたことは

④今日反省することは

⑤今日よかった（うまくいった）ことは

⑥今日感動したことは

⑦明日やりたいこと（目標）は

メモ　　　　　　　　　　　　　　　　　　　　　　　昨日の目標は　　☒　○
　　　　　　　　　　　　　　　　　　　　　　　　　達成できた？　　　　△
　　　　　　　　　　　　　　　　　　　　　　　　　　　　　　　　　　　×

月　　　日（金）　天気（　　　　　　）　体重（　　　　　）kg　食事（　朝　　昼　　晩　）
　　　　　　　　　　睡眠（起床　　：　　　就寝　　：　　）　運動（　　　　　　　　）

①今日の体調は

②今日会った人は

③今日ストレスに感じたことは

④今日反省することは

⑤今日よかった（うまくいった）ことは

⑥今日感動したことは

⑦明日やりたいこと（目標）は

メモ　　　　　　　　　　　　　　　　　　　　　　　昨日の目標は　　☒　○
　　　　　　　　　　　　　　　　　　　　　　　　　達成できた？　　　　△
　　　　　　　　　　　　　　　　　　　　　　　　　　　　　　　　　　　×

月　　　　日（土）　天気（　　　　　　）　体重（　　　　）kg　食事（　朝　　昼　　晩　）
　　　　　　　　　　　睡眠（起床　　　:　　　就寝　　　:　　　）　運動（　　　　　　　　）

①今日の体調は

②今日会った人は

③今日ストレスに感じたことは

④今日反省することは

⑤今日よかった（うまくいった）ことは

⑥今日感動したことは

⑦明日やりたいこと（目標）は

メモ　　　　　　　　　　　　　　　　　　　　　　　　　　昨日の目標は　　　　　　○
　　　　　　　　　　　　　　　　　　　　　　　　　　　　達成できた？　　　☒　　△
　　　　　　　　　　　　　　　　　　　　　　　　　　　　　　　　　　　　　　　×

月　　　　日（日）　天気（　　　　　　）　体重（　　　　）kg　食事（　朝　　昼　　晩　）
　　　　　　　　　　　睡眠（起床　　　:　　　就寝　　　:　　　）　運動（　　　　　　　　）

①今日の体調は

②今日会った人は

③今日ストレスに感じたことは

④今日反省することは

⑤今日よかった（うまくいった）ことは

⑥今日感動したことは

⑦明日やりたいこと（目標）は

メモ　　　　　　　　　　　　　　　　　　　　　　　　　　昨日の目標は　　　　　　○
　　　　　　　　　　　　　　　　　　　　　　　　　　　　達成できた？　　　☒　　△
　　　　　　　　　　　　　　　　　　　　　　　　　　　　　　　　　　　　　　　×

11 週間目

〈目標〉　　　　　　　　　　　　　〈予定〉

	〈目標〉	〈予定〉
月（　月　　日）		：
火（　月　　日）		：
水（　月　　日）		：
木（　月　　日）		：
金（　月　　日）		：
土（　月　　日）		：
日（　月　　日）		：

メモ

月　　　日（月）　天気（　　　　）　体重（　　　）kg　食事（　朝　　昼　　晩　）
　　　　　　　　　　　睡眠（起床　　：　　就寝　　：　　）運動（　　　　　　　）

①今日の体調は

②今日会った人は

③今日ストレスに感じたことは

④今日反省することは

⑤今日よかった（うまくいった）ことは

⑥今日感動したことは

⑦明日やりたいこと（目標）は

メモ

昨日の目標は
達成できた？　　□　〇
　　　　　　　　　　△
　　　　　　　　　　×

月　　　日（火）　天気（　　　）　体重（　　　）kg　食事（　朝　　昼　　晩　）
　　　　　　　　　　　　　睡眠（起床　　：　　就寝　　：　　）　運動（　　　　　　　）

①今日の体調は

②今日会った人は

③今日ストレスに感じたことは

④今日反省することは

⑤今日よかった（うまくいった）ことは

⑥今日感動したことは

⑦明日やりたいこと（目標）は

メモ　　　　　　　　　　　　　　　　　　　　　　　昨日の目標は　　□　　○
　　　　　　　　　　　　　　　　　　　　　　　　　達成できた？　　　　　△
　　　　　　　　　　　　　　　　　　　　　　　　　　　　　　　　　　　×

　　　月　　　日（水）　天気（　　　）　体重（　　　）kg　食事（　朝　　昼　　晩　）
　　　　　　　　　　　　　睡眠（起床　　：　　就寝　　：　　）　運動（　　　　　　　）

①今日の体調は

②今日会った人は

③今日ストレスに感じたことは

④今日反省することは

⑤今日よかった（うまくいった）ことは

⑥今日感動したことは

⑦明日やりたいこと（目標）は

メモ　　　　　　　　　　　　　　　　　　　　　　　昨日の目標は　　⊠　　○
　　　　　　　　　　　　　　　　　　　　　　　　　達成できた？　　　　　△
　　　　　　　　　　　　　　　　　　　　　　　　　　　　　　　　　　　×

月　　　　日（木）　天気（　　　　　）　体重（　　　）kg　食事（　朝　　昼　　晩　）
　　　　　　　　　　　睡眠（起床　　：　　就寝　　：　　）　運動（　　　　　　　　）

①今日の体調は

②今日会った人は

③今日ストレスに感じたことは

④今日反省することは

⑤今日よかった（うまくいった）ことは

⑥今日感動したことは

⑦明日やりたいこと（目標）は

メモ　　　　　　　　　　　　　　　　　　　　昨日の目標は　　　　　　○
　　　　　　　　　　　　　　　　　　　　　　達成できた？　　　　　　△
　　　　　　　　　　　　　　　　　　　　　　　　　　　　　　　　　　×

月　　　　日（金）　天気（　　　　　）　体重（　　　）kg　食事（　朝　　昼　　晩　）
　　　　　　　　　　　睡眠（起床　　：　　就寝　　：　　）　運動（　　　　　　　　）

①今日の体調は

②今日会った人は

③今日ストレスに感じたことは

④今日反省することは

⑤今日よかった（うまくいった）ことは

⑥今日感動したことは

⑦明日やりたいこと（目標）は

メモ　　　　　　　　　　　　　　　　　　　　昨日の目標は　　　　　　○
　　　　　　　　　　　　　　　　　　　　　　達成できた？　　　　　　△
　　　　　　　　　　　　　　　　　　　　　　　　　　　　　　　　　　×

月　　　　日（土）　天気（　　　　　）　体重（　　　　）kg　食事（　朝　　昼　　晩　）
　　　　　　　　　　　　睡眠（起床　　　：　　　就寝　　　：　　　）運動（　　　　　　　　　）

①今日の体調は

②今日会った人は

③今日ストレスに感じたことは

④今日反省することは

⑤今日よかった（うまくいった）ことは

⑥今日感動したことは

⑦明日やりたいこと（目標）は

メモ　　　　　　　　　　　　　　　　　　　　　　　　　　昨日の目標は　　　　○
　　　　　　　　　　　　　　　　　　　　　　　　　　　　達成できた？　　　　△
　　　　　　　　　　　　　　　　　　　　　　　　　　　　　　　　　　　　　　×

月　　　　日（日）　天気（　　　　　）　体重（　　　　）kg　食事（　朝　　昼　　晩　）
　　　　　　　　　　　　睡眠（起床　　　：　　　就寝　　　：　　　）運動（　　　　　　　　　）

①今日の体調は

②今日会った人は

③今日ストレスに感じたことは

④今日反省することは

⑤今日よかった（うまくいった）ことは

⑥今日感動したことは

⑦明日やりたいこと（目標）は

メモ　　　　　　　　　　　　　　　　　　　　　　　　　　昨日の目標は　　　　○
　　　　　　　　　　　　　　　　　　　　　　　　　　　　達成できた？　　　　△
　　　　　　　　　　　　　　　　　　　　　　　　　　　　　　　　　　　　　　×

年（　　月　　日〜　　月　　日）の目標と予定

	〈目標〉	〈予定〉
月（　月　　日）		：
火（　月　　日）		：
水（　月　　日）		：
木（　月　　日）		：
金（　月　　日）		：
土（　月　　日）		：
日（　月　　日）		：

メモ

**　　月　　　日（月）**　　天気（　　　　　）　体重（　　　　　）kg　食事（　朝　　昼　　晩　）
睡眠（起床　　：　　就寝　　：　　）　運動（　　　　　　　）

①今日の体調は

②今日会った人は

③今日ストレスに感じたことは

④今日反省することは

⑤今日よかった（うまくいった）ことは

⑥今日感動したことは

⑦明日やりたいこと（目標）は

メモ

昨日の目標は
達成できた？　　　○△×

月　　　　日（火）　天気（　　　　　）　体重（　　　　）kg　食事（　朝　　昼　　晩　）
　　　　　　　　　　睡眠（起床　　：　　就寝　　：　　）運動（　　　　　　　　）

①今日の体調は

②今日会った人は

③今日ストレスに感じたことは

④今日反省することは

⑤今日よかった（うまくいった）ことは

⑥今日感動したことは

⑦明日やりたいこと（目標）は

メモ　　　　　　　　　　　　　　　　　　　　　　昨日の目標は　　　　　○
　　　　　　　　　　　　　　　　　　　　　　　　達成できた？　　　　　△
　　　　　　　　　　　　　　　　　　　　　　　　　　　　　　　　　　　×

月　　　　日（水）　天気（　　　　　）　体重（　　　　）kg　食事（　朝　　昼　　晩　）
　　　　　　　　　　睡眠（起床　　：　　就寝　　：　　）運動（　　　　　　　　）

①今日の体調は

②今日会った人は

③今日ストレスに感じたことは

④今日反省することは

⑤今日よかった（うまくいった）ことは

⑥今日感動したことは

⑦明日やりたいこと（目標）は

メモ　　　　　　　　　　　　　　　　　　　　　　昨日の目標は　　　　　○
　　　　　　　　　　　　　　　　　　　　　　　　達成できた？　　　　　△
　　　　　　　　　　　　　　　　　　　　　　　　　　　　　　　　　　　×

月　　　日（木）　天気（　　　　　）　体重（　　　　）kg　食事（　朝　　昼　　晩　）
　　　　　　　　　　睡眠（起床　　：　　就寝　　：　　）　運動（　　　　　　　　）

①今日の体調は

②今日会った人は

③今日ストレスに感じたことは

④今日反省することは

⑤今日よかった（うまくいった）ことは

⑥今日感動したことは

⑦明日やりたいこと（目標）は

メモ

昨日の目標は
達成できた？　⊗　○
　　　　　　　　　△
　　　　　　　　　×

月　　　日（金）　天気（　　　　　）　体重（　　　　）kg　食事（　朝　　昼　　晩　）
　　　　　　　　　　睡眠（起床　　：　　就寝　　：　　）　運動（　　　　　　　　）

①今日の体調は

②今日会った人は

③今日ストレスに感じたことは

④今日反省することは

⑤今日よかった（うまくいった）ことは

⑥今日感動したことは

⑦明日やりたいこと（目標）は

メモ

昨日の目標は
達成できた？　⊗　○
　　　　　　　　　△
　　　　　　　　　×

| 月　　　日（土） | 天気（　　　　） 体重（　　　）kg 食事（ 朝　昼　晩 ） |
| | 睡眠（起床　　：　　就寝　　：　　） 運動（　　　　　） |

①今日の体調は

②今日会った人は

③今日ストレスに感じたことは

④今日反省することは

⑤今日よかった（うまくいった）ことは

⑥今日感動したことは

⑦明日やりたいこと（目標）は

メモ
　　　　　　　　　　　　　　　　　　　　　　　昨日の目標は　☒　○
　　　　　　　　　　　　　　　　　　　　　　　達成できた？　　　△
　　　　　　　　　　　　　　　　　　　　　　　　　　　　　　　×

| 月　　　日（日） | 天気（　　　　） 体重（　　　）kg 食事（ 朝　昼　晩 ） |
| | 睡眠（起床　　：　　就寝　　：　　） 運動（　　　　　） |

①今日の体調は

②今日会った人は

③今日ストレスに感じたことは

④今日反省することは

⑤今日よかった（うまくいった）ことは

⑥今日感動したことは

⑦明日やりたいこと（目標）は

メモ
　　　　　　　　　　　　　　　　　　　　　　　昨日の目標は　☒　○
　　　　　　　　　　　　　　　　　　　　　　　達成できた？　　　△
　　　　　　　　　　　　　　　　　　　　　　　　　　　　　　　×

年（　　月　　日〜　　月　　日）の目標と予定

	〈目標〉	〈予定〉
月（　月　　日）		：
火（　月　　日）		：
水（　月　　日）		：
木（　月　　日）		：
金（　月　　日）		：
土（　月　　日）		：
日（　月　　日）		：

メモ

**　　月　　　日（月）**　天気（　　　　）　体重（　　　　）kg　食事（　朝　　昼　　晩　）
睡眠（起床　　：　　就寝　　：　　）運動（　　　　　　）

①今日の体調は

②今日会った人は

③今日ストレスに感じたことは

④今日反省することは

⑤今日よかった（うまくいった）ことは

⑥今日感動したことは

⑦明日やりたいこと（目標）は

メモ

昨日の目標は
達成できた？　□　○
△
×

月　　　日（火）　天気（　　　　）　体重（　　　　）kg　食事（　朝　　昼　　晩　）
　　　　　　　　　　睡眠（起床　　：　　就寝　　：　　）運動（　　　　　　　）

①今日の体調は

②今日会った人は

③今日ストレスに感じたことは

④今日反省することは

⑤今日よかった（うまくいった）ことは

⑥今日感動したことは

⑦明日やりたいこと（目標）は

メモ　　　　　　　　　　　　　　　　　　　　　　　昨日の目標は　　　　　　○
　　　　　　　　　　　　　　　　　　　　　　　　　達成できた？　　　☒　△
　　　　　　　　　　　　　　　　　　　　　　　　　　　　　　　　　　　　×

月　　　日（水）　天気（　　　　）　体重（　　　　）kg　食事（　朝　　昼　　晩　）
　　　　　　　　　　睡眠（起床　　：　　就寝　　：　　）運動（　　　　　　　）

①今日の体調は

②今日会った人は

③今日ストレスに感じたことは

④今日反省することは

⑤今日よかった（うまくいった）ことは

⑥今日感動したことは

⑦明日やりたいこと（目標）は

メモ　　　　　　　　　　　　　　　　　　　　　　　昨日の目標は　　　　　　○
　　　　　　　　　　　　　　　　　　　　　　　　　達成できた？　　△　　△
　　　　　　　　　　　　　　　　　　　　　　　　　　　　　　　　　　　　×

月　　　　日（木）　天気（　　　　　）　体重（　　　　）kg　食事（　朝　　昼　　晩　）
　　　　　　　　　　　睡眠（起床　　：　　就寝　　：　　）運動（　　　　　　　　）

①今日の体調は

②今日会った人は

③今日ストレスに感じたことは

④今日反省することは

⑤今日よかった（うまくいった）ことは

⑥今日感動したことは

⑦明日やりたいこと（目標）は

メモ　　　　　　　　　　　　　　　　　　　　　　　　昨日の目標は　　　　　　○
　　　　　　　　　　　　　　　　　　　　　　　　　　達成できた？　　⊗　　　△
　　　　　　　　　　　　　　　　　　　　　　　　　　　　　　　　　　　　　×

月　　　　日（金）　天気（　　　　　）　体重（　　　　）kg　食事（　朝　　昼　　晩　）
　　　　　　　　　　　睡眠（起床　　：　　就寝　　：　　）運動（　　　　　　　　）

①今日の体調は

②今日会った人は

③今日ストレスに感じたことは

④今日反省することは

⑤今日よかった（うまくいった）ことは

⑥今日感動したことは

⑦明日やりたいこと（目標）は

メモ　　　　　　　　　　　　　　　　　　　　　　　　昨日の目標は　　　　　　○
　　　　　　　　　　　　　　　　　　　　　　　　　　達成できた？　　⊗　　　△
　　　　　　　　　　　　　　　　　　　　　　　　　　　　　　　　　　　　　×

月　　　日（土）　天気（　　　　）　体重（　　　　）kg　食事（　朝　　昼　　晩　）
　　　　　　　　　睡眠（起床　　　:　　　就寝　　　:　　　）運動（　　　　　　　　）

①今日の体調は

②今日会った人は

③今日ストレスに感じたことは

④今日反省することは

⑤今日よかった（うまくいった）ことは

⑥今日感動したことは

⑦明日やりたいこと（目標）は

メモ　　　　　　　　　　　　　　　　　　　　　　　昨日の目標は　　　◯
　　　　　　　　　　　　　　　　　　　　　　　　　達成できた？　　　△
　　　　　　　　　　　　　　　　　　　　　　　　　　　　　　　　　　×

月　　　日（日）　天気（　　　　）　体重（　　　　）kg　食事（　朝　　昼　　晩　）
　　　　　　　　　睡眠（起床　　　:　　　就寝　　　:　　　）運動（　　　　　　　　）

①今日の体調は

②今日会った人は

③今日ストレスに感じたことは

④今日反省することは

⑤今日よかった（うまくいった）ことは

⑥今日感動したことは

⑦明日やりたいこと（目標）は

メモ　　　　　　　　　　　　　　　　　　　　　　　昨日の目標は　　　◯
　　　　　　　　　　　　　　　　　　　　　　　　　達成できた？　　　△
　　　　　　　　　　　　　　　　　　　　　　　　　　　　　　　　　　×

14 週間目

年（　　月　　日〜　　月　　日）の目標と予定

〈目標〉　　　　　　　　　　　　　〈予定〉

月（　月　　日）		：
火（　月　　日）		：
水（　月　　日）		：
木（　月　　日）		：
金（　月　　日）		：
土（　月　　日）		：
日（　月　　日）		：
メモ		

月　　　　日（月）　天気（　　　　　）　体重（　　　　）kg　食事（　朝　　昼　　晩　）
　　　　　　　　　　　睡眠（起床　：　　就寝　：　　）運動（　　　　　　　）

①今日の体調は

②今日会った人は

③今日ストレスに感じたことは

④今日反省することは

⑤今日よかった（うまくいった）ことは

⑥今日感動したことは

⑦明日やりたいこと（目標）は

メモ　　　　　　　　　　　　　　　　　　　　　昨日の目標は　　☒　　○
　　　　　　　　　　　　　　　　　　　　　　　達成できた？　　　　　△
　　　　　　　　　　　　　　　　　　　　　　　　　　　　　　　　　　×

月　　　　日（火）　天気（　　　　　）　体重（　　　　　）kg　食事（　朝　　昼　　晩　）
　　　　　　　　　　　睡眠（起床　　　：　　　就寝　　　：　　　）　運動（　　　　　　　　　）

①今日の体調は

②今日会った人は

③今日ストレスに感じたことは

④今日反省することは

⑤今日よかった（うまくいった）ことは

⑥今日感動したことは

⑦明日やりたいこと（目標）は

メモ　　　　　　　　　　　　　　　　　　　　　昨日の目標は　　　　　　○
　　　　　　　　　　　　　　　　　　　　　　　達成できた？　　　　　　△
　　　　　　　　　　　　　　　　　　　　　　　　　　　　　　　　　　　×

月　　　　日（水）　天気（　　　　　）　体重（　　　　　）kg　食事（　朝　　昼　　晩　）
　　　　　　　　　　　睡眠（起床　　　：　　　就寝　　　：　　　）　運動（　　　　　　　　　）

①今日の体調は

②今日会った人は

③今日ストレスに感じたことは

④今日反省することは

⑤今日よかった（うまくいった）ことは

⑥今日感動したことは

⑦明日やりたいこと（目標）は

メモ　　　　　　　　　　　　　　　　　　　　　昨日の目標は　　　　　　○
　　　　　　　　　　　　　　　　　　　　　　　達成できた？　　　　　　△
　　　　　　　　　　　　　　　　　　　　　　　　　　　　　　　　　　　×

月　　　日（木）	天気（　　　　　　）	体重（　　　　）kg	食事（　朝　　昼　　晩　）
	睡眠（起床　　：　　就寝　　：　　）		運動（　　　　　　　　）

①今日の体調は

②今日会った人は

③今日ストレスに感じたことは

④今日反省することは

⑤今日よかった（うまくいった）ことは

⑥今日感動したことは

⑦明日やりたいこと（目標）は

メモ

昨日の目標は
達成できた？　　◯
　　　　　　　　△
　　　　　　　　×

月　　　日（金）	天気（　　　　　　）	体重（　　　　）kg	食事（　朝　　昼　　晩　）
	睡眠（起床　　：　　就寝　　：　　）		運動（　　　　　　　　）

①今日の体調は

②今日会った人は

③今日ストレスに感じたことは

④今日反省することは

⑤今日よかった（うまくいった）ことは

⑥今日感動したことは

⑦明日やりたいこと（目標）は

メモ

昨日の目標は
達成できた？　　◯
　　　　　　　　△
　　　　　　　　×

月　　　　日（土）　天気（　　　　　）　体重（　　　　）kg　食事（　朝　　昼　　晩　）
　　　　　　　　　　　　　　睡眠（起床　　：　　就寝　　：　　）運動（　　　　　　　　）

①今日の体調は

②今日会った人は

③今日ストレスに感じたことは

④今日反省することは

⑤今日よかった（うまくいった）ことは

⑥今日感動したことは

⑦明日やりたいこと（目標）は

メモ　　　　　　　　　　　　　　　　　　　　　　　　昨日の目標は　　☒　　○
　　　　　　　　　　　　　　　　　　　　　　　　　　達成できた？　　　　　△
　　　　　　　　　　　　　　　　　　　　　　　　　　　　　　　　　　　　　×

　　　月　　　　日（日）　天気（　　　　　）　体重（　　　　）kg　食事（　朝　　昼　　晩　）
　　　　　　　　　　　　　　睡眠（起床　　：　　就寝　　：　　）運動（　　　　　　　　）

①今日の体調は

②今日会った人は

③今日ストレスに感じたことは

④今日反省することは

⑤今日よかった（うまくいった）ことは

⑥今日感動したことは

⑦明日やりたいこと（目標）は

メモ　　　　　　　　　　　　　　　　　　　　　　　　昨日の目標は　　☒　　○
　　　　　　　　　　　　　　　　　　　　　　　　　　達成できた？　　　　　△
　　　　　　　　　　　　　　　　　　　　　　　　　　　　　　　　　　　　　×

15 週間目

	〈目標〉	〈予定〉
月（　月　　日）		：
火（　月　　日）		：
水（　月　　日）		：
木（　月　　日）		：
金（　月　　日）		：
土（　月　　日）		：
日（　月　　日）		：
メモ		

月　　日（月）　天気（　　　　　）　体重（　　　　　）kg　食事（　朝　　昼　　晩　）
睡眠（起床　　：　　就寝　　：　　）　運動（　　　　　　　）

①今日の体調は

②今日会った人は

③今日ストレスに感じたことは

④今日反省することは

⑤今日よかった（うまくいった）ことは

⑥今日感動したことは

⑦明日やりたいこと（目標）は

メモ

昨日の目標は
達成できた？　〇△✕

月　　　日（火）　天気（　　　　）　体重（　　　）kg　食事（　朝　　昼　　晩　）
　　　　　　　　　　睡眠（起床　　：　　就寝　　：　　）運動（　　　　　　　　）

①今日の体調は

②今日会った人は

③今日ストレスに感じたことは

④今日反省することは

⑤今日よかった（うまくいった）ことは

⑥今日感動したことは

⑦明日やりたいこと（目標）は

メモ　　　　　　　　　　　　　　　　　　　　　　昨日の目標は　　　　　　○
　　　　　　　　　　　　　　　　　　　　　　　　達成できた？　　　　　　△
　　　　　　　　　　　　　　　　　　　　　　　　　　　　　　　　　　　　×

月　　　日（水）　天気（　　　　）　体重（　　　）kg　食事（　朝　　昼　　晩　）
　　　　　　　　　　睡眠（起床　　：　　就寝　　：　　）運動（　　　　　　　　）

①今日の体調は

②今日会った人は

③今日ストレスに感じたことは

④今日反省することは

⑤今日よかった（うまくいった）ことは

⑥今日感動したことは

⑦明日やりたいこと（目標）は

メモ　　　　　　　　　　　　　　　　　　　　　　昨日の目標は　　　　　　○
　　　　　　　　　　　　　　　　　　　　　　　　達成できた？　　　　　　△
　　　　　　　　　　　　　　　　　　　　　　　　　　　　　　　　　　　　×

月　　　日（木）　天気（　　　　　）　体重（　　　　）kg　食事（　朝　　昼　　晩　）
　　　　　　　　　　　睡眠（起床　　：　　　就寝　　：　　　）運動（　　　　　　　）

①今日の体調は

②今日会った人は

③今日ストレスに感じたことは

④今日反省することは

⑤今日よかった（うまくいった）ことは

⑥今日感動したことは

⑦明日やりたいこと（目標）は

メモ　　　　　　　　　　　　　　　　　　　　　　　　　昨日の目標は　　　　○
　　　　　　　　　　　　　　　　　　　　　　　　　　　達成できた？　　　　△
　　　　　　　　　　　　　　　　　　　　　　　　　　　　　　　　　　　　　×

月　　　日（金）　天気（　　　　　）　体重（　　　　）kg　食事（　朝　　昼　　晩　）
　　　　　　　　　　　睡眠（起床　　：　　　就寝　　：　　　）運動（　　　　　　　）

①今日の体調は

②今日会った人は

③今日ストレスに感じたことは

④今日反省することは

⑤今日よかった（うまくいった）ことは

⑥今日感動したことは

⑦明日やりたいこと（目標）は

メモ　　　　　　　　　　　　　　　　　　　　　　　　　昨日の目標は　　　　○
　　　　　　　　　　　　　　　　　　　　　　　　　　　達成できた？　　　　△
　　　　　　　　　　　　　　　　　　　　　　　　　　　　　　　　　　　　　×

月 　　日（土）	天気（　　　　　）	体重（　　　　　）kg	食事（　朝　　昼　　晩　）
	睡眠（起床　　：　　就寝　　：　　）		運動（　　　　　　　　）

①今日の体調は

②今日会った人は

③今日ストレスに感じたことは

④今日反省することは

⑤今日よかった（うまくいった）ことは

⑥今日感動したことは

⑦明日やりたいこと（目標）は

メモ　　　　　　　　　　　　　　　　　　　　　　　　昨日の目標は　　□　　○
　　　　　　　　　　　　　　　　　　　　　　　　　　達成できた？　　　　△
　　　　　　　　　　　　　　　　　　　　　　　　　　　　　　　　　　　×

月 　　日（日）	天気（　　　　　）	体重（　　　　　）kg	食事（　朝　　昼　　晩　）
	睡眠（起床　　：　　就寝　　：　　）		運動（　　　　　　　　）

①今日の体調は

②今日会った人は

③今日ストレスに感じたことは

④今日反省することは

⑤今日よかった（うまくいった）ことは

⑥今日感動したことは

⑦明日やりたいこと（目標）は

メモ　　　　　　　　　　　　　　　　　　　　　　　　昨日の目標は　　□　　○
　　　　　　　　　　　　　　　　　　　　　　　　　　達成できた？　　　　△
　　　　　　　　　　　　　　　　　　　　　　　　　　　　　　　　　　　×

16 週間目

〈目標〉　　　　　　　　　　　〈予定〉

月（　月　　日）　　　　　　　　　：

火（　月　　日）　　　　　　　　　：

水（　月　　日）　　　　　　　　　：

木（　月　　日）　　　　　　　　　：

金（　月　　日）　　　　　　　　　：

土（　月　　日）　　　　　　　　　：

日（　月　　日）　　　　　　　　　：

メモ

月　　　　日（月）　天気（　　　　）体重（　　　　）kg　食事（　朝　　昼　　晩　）
　　　　　　　　　　　睡眠（起床　　：　　就寝　　：　　）運動（　　　　　　　　）

①今日の体調は

②今日会った人は

③今日ストレスに感じたことは

④今日反省することは

⑤今日よかった（うまくいった）ことは

⑥今日感動したことは

⑦明日やりたいこと（目標）は

メモ

昨日の目標は
達成できた？ 　〇
　　　　　　　　　　△
　　　　　　　　　　×

月　　　日（火）　天気（　　　　　）　体重（　　　）kg　食事（　朝　　昼　　晩　）
　　　　　　　　　　睡眠（起床　　　:　　　就寝　　　:　　　）　運動（　　　　　　　　）

①今日の体調は

②今日会った人は

③今日ストレスに感じたことは

④今日反省することは

⑤今日よかった（うまくいった）ことは

⑥今日感動したことは

⑦明日やりたいこと（目標）は

メモ　　　　　　　　　　　　　　　　　　　　　昨日の目標は　　⊗　　○
　　　　　　　　　　　　　　　　　　　　　　　達成できた？　　　　　△
　　　　　　　　　　　　　　　　　　　　　　　　　　　　　　　　　　×

月　　　日（水）　天気（　　　　　）　体重（　　　）kg　食事（　朝　　昼　　晩　）
　　　　　　　　　　睡眠（起床　　　:　　　就寝　　　:　　　）　運動（　　　　　　　　）

①今日の体調は

②今日会った人は

③今日ストレスに感じたことは

④今日反省することは

⑤今日よかった（うまくいった）ことは

⑥今日感動したことは

⑦明日やりたいこと（目標）は

メモ　　　　　　　　　　　　　　　　　　　　　昨日の目標は　　⊗　　○
　　　　　　　　　　　　　　　　　　　　　　　達成できた？　　　　　△
　　　　　　　　　　　　　　　　　　　　　　　　　　　　　　　　　　×

月　　　　日（木）　天気（　　　　　　）　体重（　　　　）kg　食事（　朝　　昼　　晩　）
　　　　　　　　　　睡眠（起床　　　：　　　就寝　　　：　　　）運動（　　　　　　　　　）

①今日の体調は

②今日会った人は

③今日ストレスに感じたことは

④今日反省することは

⑤今日よかった（うまくいった）ことは

⑥今日感動したことは

⑦明日やりたいこと（目標）は

メモ

昨日の目標は
達成できた？　　⨂　　○
　　　　　　　　　　△
　　　　　　　　　　×

月　　　　日（金）　天気（　　　　　　）　体重（　　　　）kg　食事（　朝　　昼　　晩　）
　　　　　　　　　　睡眠（起床　　　：　　　就寝　　　：　　　）運動（　　　　　　　　　）

①今日の体調は

②今日会った人は

③今日ストレスに感じたことは

④今日反省することは

⑤今日よかった（うまくいった）ことは

⑥今日感動したことは

⑦明日やりたいこと（目標）は

メモ

昨日の目標は
達成できた？　　⨂　　○
　　　　　　　　　　△
　　　　　　　　　　×

月　　　　日（土）　天気（　　　　　）　体重（　　　　）kg　食事（　朝　　昼　　晩　）
　　　　　　　　　　睡眠（起床　　：　　就寝　　：　　）　運動（　　　　　　　　）

①今日の体調は

②今日会った人は

③今日ストレスに感じたことは

④今日反省することは

⑤今日よかった（うまくいった）ことは

⑥今日感動したことは

⑦明日やりたいこと（目標）は

メモ　　　　　　　　　　　　　　　　　　　　　昨日の目標は　　　　　　○
　　　　　　　　　　　　　　　　　　　　　　　達成できた？　　　　　　△
　　　　　　　　　　　　　　　　　　　　　　　　　　　　　　　　　　　×

月　　　　日（日）　天気（　　　　　）　体重（　　　　）kg　食事（　朝　　昼　　晩　）
　　　　　　　　　　睡眠（起床　　：　　就寝　　：　　）　運動（　　　　　　　　）

①今日の体調は

②今日会った人は

③今日ストレスに感じたことは

④今日反省することは

⑤今日よかった（うまくいった）ことは

⑥今日感動したことは

⑦明日やりたいこと（目標）は

メモ　　　　　　　　　　　　　　　　　　　　　昨日の目標は　　　　　　○
　　　　　　　　　　　　　　　　　　　　　　　達成できた？　　　　　　△
　　　　　　　　　　　　　　　　　　　　　　　　　　　　　　　　　　　×

年（　　月　　日〜　　月　　日）の目標と予定

	〈目標〉	〈予定〉
月（　月　　日）		：
火（　月　　日）		：
水（　月　　日）		：
木（　月　　日）		：
金（　月　　日）		：
土（　月　　日）		：
日（　月　　日）		：

メモ

**　　月　　　日（月）**　　天気（　　　　）　体重（　　　　）kg　食事（　朝　　昼　　晩　）
睡眠（起床　　：　　就寝　　：　　）運動（　　　　　　）

①今日の体調は

②今日会った人は

③今日ストレスに感じたことは

④今日反省することは

⑤今日よかった（うまくいった）ことは

⑥今日感動したことは

⑦明日やりたいこと（目標）は

メモ

昨日の目標は
達成できた？

○
△
×

月　　　日（火）　天気（　　　　）　体重（　　　）kg　食事（　朝　　昼　　晩　）

　　　　　　　　　　　睡眠（起床　　　：　　就寝　　　：　　）　運動（　　　　　　）

①今日の体調は

②今日会った人は

③今日ストレスに感じたことは

④今日反省することは

⑤今日よかった（うまくいった）ことは

⑥今日感動したことは

⑦明日やりたいこと（目標）は

メモ　　　　　　　　　　　　　　　　　　　　　　　昨日の目標は　　　　　　○
　　　　　　　　　　　　　　　　　　　　　　　　　達成できた？　　　　　　△
　　　　　　　　　　　　　　　　　　　　　　　　　　　　　　　　　　　　　×

月　　　日（水）　天気（　　　　）　体重（　　　）kg　食事（　朝　　昼　　晩　）

　　　　　　　　　　　睡眠（起床　　　：　　就寝　　　：　　）　運動（　　　　　　）

①今日の体調は

②今日会った人は

③今日ストレスに感じたことは

④今日反省することは

⑤今日よかった（うまくいった）ことは

⑥今日感動したことは

⑦明日やりたいこと（目標）は

メモ　　　　　　　　　　　　　　　　　　　　　　　昨日の目標は　　　　　　○
　　　　　　　　　　　　　　　　　　　　　　　　　達成できた？　　　　　　△
　　　　　　　　　　　　　　　　　　　　　　　　　　　　　　　　　　　　　×

月　　　　　日（木）　天気（　　　　　）　体重（　　　）kg　食事（　朝　　昼　　晩　）
　　　　　　　　　　　睡眠（起床　　：　　就寝　　：　　）　運動（　　　　　　　）

①今日の体調は

②今日会った人は

③今日ストレスに感じたことは

④今日反省することは

⑤今日よかった（うまくいった）ことは

⑥今日感動したことは

⑦明日やりたいこと（目標）は

メモ　　　　　　　　　　　　　　　　　　　　　　　昨日の目標は　　☒　　○
　　　　　　　　　　　　　　　　　　　　　　　　達成できた？　　　　△
　　　　　　　　　　　　　　　　　　　　　　　　　　　　　　　　　×

月　　　　　日（金）　天気（　　　　　）　体重（　　　）kg　食事（　朝　　昼　　晩　）
　　　　　　　　　　　睡眠（起床　　：　　就寝　　：　　）　運動（　　　　　　　）

①今日の体調は

②今日会った人は

③今日ストレスに感じたことは

④今日反省することは

⑤今日よかった（うまくいった）ことは

⑥今日感動したことは

⑦明日やりたいこと（目標）は

メモ　　　　　　　　　　　　　　　　　　　　　　　昨日の目標は　　☒　　○
　　　　　　　　　　　　　　　　　　　　　　　　達成できた？　　　　△
　　　　　　　　　　　　　　　　　　　　　　　　　　　　　　　　　×

月　　　　日（土）	天気（　　　　　） 体重（　　　）kg 食事（ 朝　　昼　　晩 ）
	睡眠（起床　　：　　就寝　　：　　） 運動（　　　　　）

①今日の体調は

②今日会った人は

③今日ストレスに感じたことは

④今日反省することは

⑤今日よかった（うまくいった）ことは

⑥今日感動したことは

⑦明日やりたいこと（目標）は

メモ　　　　　　　　　　　　　　　　　　　　　　昨日の目標は　　　　　　○
　　　　　　　　　　　　　　　　　　　　　　　　達成できた？　　　　　　△
　　　　　　　　　　　　　　　　　　　　　　　　　　　　　　　　　　　　×

月　　　　日（日）	天気（　　　　　） 体重（　　　）kg 食事（ 朝　　昼　　晩 ）
	睡眠（起床　　：　　就寝　　：　　） 運動（　　　　　）

①今日の体調は

②今日会った人は

③今日ストレスに感じたことは

④今日反省することは

⑤今日よかった（うまくいった）ことは

⑥今日感動したことは

⑦明日やりたいこと（目標）は

メモ　　　　　　　　　　　　　　　　　　　　　　昨日の目標は　　　　　　○
　　　　　　　　　　　　　　　　　　　　　　　　達成できた？　　　　　　△
　　　　　　　　　　　　　　　　　　　　　　　　　　　　　　　　　　　　×

年（　　月　　日〜　　月　　日）の目標と予定

〈目標〉　　　　　　　　　　　　　〈予定〉

月（　月　　日）	：
火（　月　　日）	：
水（　月　　日）	：
木（　月　　日）	：
金（　月　　日）	：
土（　月　　日）	：
日（　月　　日）	：

メモ

**　　月　　　日（月）**　　天気（　　　　　）　体重（　　　　）kg　食事（　朝　　昼　　晩　）
　　　　　　　　　　　　　睡眠（起床　　：　　就寝　　：　　）運動（　　　　　　　　）

①今日の体調は

②今日会った人は

③今日ストレスに感じたことは

④今日反省することは

⑤今日よかった（うまくいった）ことは

⑥今日感動したことは

⑦明日やりたいこと（目標）は

メモ

昨日の目標は
達成できた？　□　○△×

月　　　　　日（火）　天気（　　　　　）　体重（　　　　）kg　食事（　朝　　昼　　晩　）
　　　　　　　　　　　　睡眠（起床　　　：　　　就寝　　　：　　　）　運動（　　　　　　　）

①今日の体調は

②今日会った人は

③今日ストレスに感じたことは

④今日反省することは

⑤今日よかった（うまくいった）ことは

⑥今日感動したことは

⑦明日やりたいこと（目標）は

メモ　　　　　　　　　　　　　　　　　　　　　　　　　昨日の目標は　　　　　　○
　　　　　　　　　　　　　　　　　　　　　　　　　　　達成できた？　　　　　　△
　　　　　　　　　　　　　　　　　　　　　　　　　　　　　　　　　　　　　　　×

月　　　　　日（水）　天気（　　　　　）　体重（　　　　）kg　食事（　朝　　昼　　晩　）
　　　　　　　　　　　　睡眠（起床　　　：　　　就寝　　　：　　　）　運動（　　　　　　　）

①今日の体調は

②今日会った人は

③今日ストレスに感じたことは

④今日反省することは

⑤今日よかった（うまくいった）ことは

⑥今日感動したことは

⑦明日やりたいこと（目標）は

メモ　　　　　　　　　　　　　　　　　　　　　　　　　昨日の目標は　　　　　　○
　　　　　　　　　　　　　　　　　　　　　　　　　　　達成できた？　　　　　　△
　　　　　　　　　　　　　　　　　　　　　　　　　　　　　　　　　　　　　　　×

月　　　日（木）　天気（　　　　）　体重（　　　　）kg　食事（　朝　　昼　　晩　）
　　　　　　　　　　　　睡眠（起床　　：　　就寝　　：　　）　運動（　　　　　　　　）

①今日の体調は

②今日会った人は

③今日ストレスに感じたことは

④今日反省することは

⑤今日よかった（うまくいった）ことは

⑥今日感動したことは

⑦明日やりたいこと（目標）は

メモ　　　　　　　　　　　　　　　　　　　　　　　　　昨日の目標は　　　　　○
　　　　　　　　　　　　　　　　　　　　　　　　　　　達成できた？　　　　△
　　　　　　　　　　　　　　　　　　　　　　　　　　　　　　　　　　　×

　　　月　　　日（金）　天気（　　　　）　体重（　　　　）kg　食事（　朝　　昼　　晩　）
　　　　　　　　　　　　睡眠（起床　　：　　就寝　　：　　）　運動（　　　　　　　　）

①今日の体調は

②今日会った人は

③今日ストレスに感じたことは

④今日反省することは

⑤今日よかった（うまくいった）ことは

⑥今日感動したことは

⑦明日やりたいこと（目標）は

メモ　　　　　　　　　　　　　　　　　　　　　　　　　昨日の目標は　　　　　○
　　　　　　　　　　　　　　　　　　　　　　　　　　　達成できた？　　　　△
　　　　　　　　　　　　　　　　　　　　　　　　　　　　　　　　　　　×

月　　　　日（土）　天気（　　　　）　体重（　　　）kg　食事（　朝　　昼　　晩　）
　　　　　　　　　　睡眠（起床　　:　　　就寝　　:　　）運動（　　　　　　　）

①今日の体調は

②今日会った人は

③今日ストレスに感じたことは

④今日反省することは

⑤今日よかった（うまくいった）ことは

⑥今日感動したことは

⑦明日やりたいこと（目標）は

メモ　　　　　　　　　　　　　　　　　　　　昨日の目標は　　　　○
　　　　　　　　　　　　　　　　　　　　　　達成できた？　　　　△
　　　　　　　　　　　　　　　　　　　　　　　　　　　　　　　　×

月　　　　日（日）　天気（　　　　）　体重（　　　）kg　食事（　朝　　昼　　晩　）
　　　　　　　　　　睡眠（起床　　:　　　就寝　　:　　）運動（　　　　　　　）

①今日の体調は

②今日会った人は

③今日ストレスに感じたことは

④今日反省することは

⑤今日よかった（うまくいった）ことは

⑥今日感動したことは

⑦明日やりたいこと（目標）は

メモ　　　　　　　　　　　　　　　　　　　　昨日の目標は　　　　○
　　　　　　　　　　　　　　　　　　　　　　達成できた？　　　　△
　　　　　　　　　　　　　　　　　　　　　　　　　　　　　　　　×

19 週間目

年（　　月　　日〜　　月　　日）の目標と予定

〈目標〉　　　　　　　　　　　〈予定〉

	〈目標〉	〈予定〉
月（　月　日）		:
火（　月　日）		:
水（　月　日）		:
木（　月　日）		:
金（　月　日）		:
土（　月　日）		:
日（　月　日）		:

メモ

**　　月　　　日（月）**　天気（　　　　）　体重（　　　）kg　食事（　朝　　昼　　晩　）
睡眠（起床　　：　　就寝　　：　　）運動（　　　　　　）

①今日の体調は

②今日会った人は

③今日ストレスに感じたことは

④今日反省することは

⑤今日よかった（うまくいった）ことは

⑥今日感動したことは

⑦明日やりたいこと（目標）は

メモ

昨日の目標は
達成できた？　　〇△✕

84

月　　　日（火）天気（　　　　　） 体重（　　　　　）kg 食事（　朝　　昼　　晩　）
　　　　　　　　　　睡眠（起床　　　：　　　就寝　　　：　　　） 運動（　　　　　　　　　）

①今日の体調は

②今日会った人は

③今日ストレスに感じたことは

④今日反省することは

⑤今日よかった（うまくいった）ことは

⑥今日感動したことは

⑦明日やりたいこと（目標）は

メモ　　　　　　　　　　　　　　　　　　　　　昨日の目標は　　　　　　○
　　　　　　　　　　　　　　　　　　　　　　　達成できた？　　　　　　△
　　　　　　　　　　　　　　　　　　　　　　　　　　　　　　　　　　　×

月　　　日（水）天気（　　　　　） 体重（　　　　　）kg 食事（　朝　　昼　　晩　）
　　　　　　　　　　睡眠（起床　　　：　　　就寝　　　：　　　） 運動（　　　　　　　　　）

①今日の体調は

②今日会った人は

③今日ストレスに感じたことは

④今日反省することは

⑤今日よかった（うまくいった）ことは

⑥今日感動したことは

⑦明日やりたいこと（目標）は

メモ　　　　　　　　　　　　　　　　　　　　　昨日の目標は　　　　　　○
　　　　　　　　　　　　　　　　　　　　　　　達成できた？　　　　　　△
　　　　　　　　　　　　　　　　　　　　　　　　　　　　　　　　　　　×

月　　　　日（木）　天気（　　　　　）　体重（　　　　　）kg　食事（　朝　　昼　　晩　）
　　　　　　　　　　　　　　睡眠（起床　　：　　就寝　　：　　）運動（　　　　　　　）

①今日の体調は

②今日会った人は

③今日ストレスに感じたことは

④今日反省することは

⑤今日よかった（うまくいった）ことは

⑥今日感動したことは

⑦明日やりたいこと（目標）は

メモ　　　　　　　　　　　　　　　　　　　　　　　昨日の目標は　　　　　　○
　　　　　　　　　　　　　　　　　　　　　　　　　達成できた？　　　　　　△
　　　　　　　　　　　　　　　　　　　　　　　　　　　　　　　　　　　　　×

　　　月　　　　日（金）　天気（　　　　　）　体重（　　　　　）kg　食事（　朝　　昼　　晩　）
　　　　　　　　　　　　　　睡眠（起床　　：　　就寝　　：　　）運動（　　　　　　　）

①今日の体調は

②今日会った人は

③今日ストレスに感じたことは

④今日反省することは

⑤今日よかった（うまくいった）ことは

⑥今日感動したことは

⑦明日やりたいこと（目標）は

メモ　　　　　　　　　　　　　　　　　　　　　　　昨日の目標は　　　　　　○
　　　　　　　　　　　　　　　　　　　　　　　　　達成できた？　　　　　　△
　　　　　　　　　　　　　　　　　　　　　　　　　　　　　　　　　　　　　×

月　　　日（土）　天気（　　　　）　体重（　　　）kg　食事（　朝　　昼　　晩　）
　　　　　　　　　　睡眠（起床　　：　　就寝　　：　　）運動（　　　　　　　）

①今日の体調は

②今日会った人は

③今日ストレスに感じたことは

④今日反省することは

⑤今日よかった（うまくいった）ことは

⑥今日感動したことは

⑦明日やりたいこと（目標）は

メモ　　　　　　　　　　　　　　　　　　　　　　　昨日の目標は　　　　　○
　　　　　　　　　　　　　　　　　　　　　　　　　達成できた？　　　　　△
　　　　　　　　　　　　　　　　　　　　　　　　　　　　　　　　　　　　×

月　　　日（日）　天気（　　　　）　体重（　　　）kg　食事（　朝　　昼　　晩　）
　　　　　　　　　　睡眠（起床　　：　　就寝　　：　　）運動（　　　　　　　）

①今日の体調は

②今日会った人は

③今日ストレスに感じたことは

④今日反省することは

⑤今日よかった（うまくいった）ことは

⑥今日感動したことは

⑦明日やりたいこと（目標）は

メモ　　　　　　　　　　　　　　　　　　　　　　　昨日の目標は　　　　　○
　　　　　　　　　　　　　　　　　　　　　　　　　達成できた？　　　　　△
　　　　　　　　　　　　　　　　　　　　　　　　　　　　　　　　　　　　×

87

年（　　月　　日〜　　月　　日）の目標と予定

〈目標〉　　　　　　　　　　　　〈予定〉

月（　月　日）		：
火（　月　日）		：
水（　月　日）		：
木（　月　日）		：
金（　月　日）		：
土（　月　日）		：
日（　月　日）		：

メモ

**　　月　　日（月）**　天気（　　　　）　体重（　　　）kg　食事（　朝　昼　晩　）
睡眠（起床　　：　　就寝　　：　　）運動（　　　　　）

①今日の体調は

②今日会った人は

③今日ストレスに感じたことは

④今日反省することは

⑤今日よかった（うまくいった）ことは

⑥今日感動したことは

⑦明日やりたいこと（目標）は

メモ

昨日の目標は
達成できた？　□　〇
△
×

月　　　　日（火）　天気（　　　　　）　体重（　　　　）kg　食事（　朝　　昼　　晩　）
　　　　　　　　　　　睡眠（起床　　　：　　就寝　　　：　　　）運動（　　　　　　　　）

①今日の体調は

②今日会った人は

③今日ストレスに感じたことは

④今日反省することは

⑤今日よかった（うまくいった）ことは

⑥今日感動したことは

⑦明日やりたいこと（目標）は

メモ　　　　　　　　　　　　　　　　　　　　　　　昨日の目標は　　□　　○
　　　　　　　　　　　　　　　　　　　　　　　　　達成できた？　　　　　△
　　　　　　　　　　　　　　　　　　　　　　　　　　　　　　　　　　　　×

月　　　　日（水）　天気（　　　　　）　体重（　　　　）kg　食事（　朝　　昼　　晩　）
　　　　　　　　　　　睡眠（起床　　　：　　就寝　　　：　　　）運動（　　　　　　　　）

①今日の体調は

②今日会った人は

③今日ストレスに感じたことは

④今日反省することは

⑤今日よかった（うまくいった）ことは

⑥今日感動したことは

⑦明日やりたいこと（目標）は

メモ　　　　　　　　　　　　　　　　　　　　　　　昨日の目標は　　□　　○
　　　　　　　　　　　　　　　　　　　　　　　　　達成できた？　　　　　△
　　　　　　　　　　　　　　　　　　　　　　　　　　　　　　　　　　　　×

月　　　　日（木）　天気（　　　　　　）　体重（　　　　　）kg　食事（　朝　　昼　　晩　）
　　　　　　　　　　　　睡眠（起床　　　：　　　就寝　　　：　　　）運動（　　　　　　　　　）

①今日の体調は

②今日会った人は

③今日ストレスに感じたことは

④今日反省することは

⑤今日よかった（うまくいった）ことは

⑥今日感動したことは

⑦明日やりたいこと（目標）は

メモ　　　　　　　　　　　　　　　　　　　　　　　　　昨日の目標は　　　　　　　○
　　　　　　　　　　　　　　　　　　　　　　　　　　　達成できた？　　　　　　　△
　　×

月　　　　日（金）　天気（　　　　　　）　体重（　　　　　）kg　食事（　朝　　昼　　晩　）
　　　　　　　　　　　　睡眠（起床　　　：　　　就寝　　　：　　　）運動（　　　　　　　　　）

①今日の体調は

②今日会った人は

③今日ストレスに感じたことは

④今日反省することは

⑤今日よかった（うまくいった）ことは

⑥今日感動したことは

⑦明日やりたいこと（目標）は

メモ　　　　　　　　　　　　　　　　　　　　　　　　　昨日の目標は　　　　　　　○
　　　　　　　　　　　　　　　　　　　　　　　　　　　達成できた？　　　　　　　△
　　×

月　　　　日（土）　天気（　　　　　）　体重（　　　　）kg　食事（　朝　　昼　　晩　）
　　　　　　　　　　　　　　睡眠（起床　　：　　就寝　　：　　）運動（　　　　　　　　　）

①今日の体調は

②今日会った人は

③今日ストレスに感じたことは

④今日反省することは

⑤今日よかった（うまくいった）ことは

⑥今日感動したことは

⑦明日やりたいこと（目標）は

メモ　　　　　　　　　　　　　　　　　　　　　　昨日の目標は　　　　　　○
　　　　　　　　　　　　　　　　　　　　　　　　達成できた？　　　　　　△
　　　　　　　　　　　　　　　　　　　　　　　　　　　　　　　　　　　　×

　　　月　　　　日（日）　天気（　　　　　）　体重（　　　　）kg　食事（　朝　　昼　　晩　）
　　　　　　　　　　　　　　睡眠（起床　　：　　就寝　　：　　）運動（　　　　　　　　　）

①今日の体調は

②今日会った人は

③今日ストレスに感じたことは

④今日反省することは

⑤今日よかった（うまくいった）ことは

⑥今日感動したことは

⑦明日やりたいこと（目標）は

メモ　　　　　　　　　　　　　　　　　　　　　　昨日の目標は　　　　　　○
　　　　　　　　　　　　　　　　　　　　　　　　達成できた？　　　　　　△
　　　　　　　　　　　　　　　　　　　　　　　　　　　　　　　　　　　　×

21 週間目

〈 年（　　月　　日〜　　月　　日）の目標と予定 〉

	〈目標〉	〈予定〉
月（　月　日）		：
火（　月　日）		：
水（　月　日）		：
木（　月　日）		：
金（　月　日）		：
土（　月　日）		：
日（　月　日）		：

メモ

**　　月　　日（月）**　天気（　　　　）　体重（　　　　）kg　食事（　朝　　昼　　晩　）
睡眠（起床　　：　　就寝　　：　　）運動（　　　　　　）

①今日の体調は

②今日会った人は

③今日ストレスに感じたことは

④今日反省することは

⑤今日よかった（うまくいった）ことは

⑥今日感動したことは

⑦明日やりたいこと（目標）は

メモ

昨日の目標は
達成できた？　□△　○△×

月　　　　日（火）　天気（　　　　　）　体重（　　　　）kg　食事（　朝　　昼　　晩　）
　　　　　　　　　　睡眠（起床　　：　　就寝　　：　　）　運動（　　　　　　　　）

①今日の体調は

②今日会った人は

③今日ストレスに感じたことは

④今日反省することは

⑤今日よかった（うまくいった）ことは

⑥今日感動したことは

⑦明日やりたいこと（目標）は

メモ　　　　　　　　　　　　　　　　　　　　　　　昨日の目標は　　　　　　○
　　　　　　　　　　　　　　　　　　　　　　　　　達成できた？　　　　　　△
　　　　　　　　　　　　　　　　　　　　　　　　　　　　　　　　　　　　　×

月　　　　日（水）　天気（　　　　　）　体重（　　　　）kg　食事（　朝　　昼　　晩　）
　　　　　　　　　　睡眠（起床　　：　　就寝　　：　　）　運動（　　　　　　　　）

①今日の体調は

②今日会った人は

③今日ストレスに感じたことは

④今日反省することは

⑤今日よかった（うまくいった）ことは

⑥今日感動したことは

⑦明日やりたいこと（目標）は

メモ　　　　　　　　　　　　　　　　　　　　　　　昨日の目標は　　　　　　○
　　　　　　　　　　　　　　　　　　　　　　　　　達成できた？　　　　　　△
　　　　　　　　　　　　　　　　　　　　　　　　　　　　　　　　　　　　　×

　　　　月　　　　日（木）　天気（　　　　　）　体重（　　　　）kg　食事（　朝　　昼　　晩　）
　　　　　　　　　　　　　　睡眠（起床　　：　　就寝　　：　　）　運動（　　　　　　　）

①今日の体調は

②今日会った人は

③今日ストレスに感じたことは

④今日反省することは

⑤今日よかった（うまくいった）ことは

⑥今日感動したことは

⑦明日やりたいこと（目標）は

メモ　　　　　　　　　　　　　　　　　　　　　　　　　昨日の目標は　　　　○
　　　　　　　　　　　　　　　　　　　　　　　　　　達成できた？　　⊗　△
　　　　　　　　　　　　　　　　　　　　　　　　　　　　　　　　　　　×

　　　　月　　　　日（金）　天気（　　　　　）　体重（　　　　）kg　食事（　朝　　昼　　晩　）
　　　　　　　　　　　　　　睡眠（起床　　：　　就寝　　：　　）　運動（　　　　　　　）

①今日の体調は

②今日会った人は

③今日ストレスに感じたことは

④今日反省することは

⑤今日よかった（うまくいった）ことは

⑥今日感動したことは

⑦明日やりたいこと（目標）は

メモ　　　　　　　　　　　　　　　　　　　　　　　　　昨日の目標は　　　　○
　　　　　　　　　　　　　　　　　　　　　　　　　　達成できた？　　⊗　△
　　　　　　　　　　　　　　　　　　　　　　　　　　　　　　　　　　　×

月　　　日（土）　天気（　　　　）　体重（　　　）kg　食事（　朝　　昼　　晩　）
　　　　　　　　　　睡眠（起床　　：　　就寝　　：　　）運動（　　　　　　　　）

①今日の体調は

②今日会った人は

③今日ストレスに感じたことは

④今日反省することは

⑤今日よかった（うまくいった）ことは

⑥今日感動したことは

⑦明日やりたいこと（目標）は

メモ　　　　　　　　　　　　　　　　　　　　　　　　　昨日の目標は　　　　　　○
　　　　　　　　　　　　　　　　　　　　　　　　　　　達成できた？　　　　　　△
　　　　　　　　　　　　　　　　　　　　　　　　　　　　　　　　　　　　　　　×

月　　　日（日）　天気（　　　　）　体重（　　　）kg　食事（　朝　　昼　　晩　）
　　　　　　　　　　睡眠（起床　　：　　就寝　　：　　）運動（　　　　　　　　）

①今日の体調は

②今日会った人は

③今日ストレスに感じたことは

④今日反省することは

⑤今日よかった（うまくいった）ことは

⑥今日感動したことは

⑦明日やりたいこと（目標）は

メモ　　　　　　　　　　　　　　　　　　　　　　　　　昨日の目標は　　　　　　○
　　　　　　　　　　　　　　　　　　　　　　　　　　　達成できた？　　　　　　△
　　　　　　　　　　　　　　　　　　　　　　　　　　　　　　　　　　　　　　　×

95

22 週間目

〈目標〉　　　　　　　　　　　　〈予定〉

月（　月　　日）　　　　　　　　　　　　：

火（　月　　日）　　　　　　　　　　　　：

水（　月　　日）　　　　　　　　　　　　：

木（　月　　日）　　　　　　　　　　　　：

金（　月　　日）　　　　　　　　　　　　：

土（　月　　日）　　　　　　　　　　　　：

日（　月　　日）　　　　　　　　　　　　：

メモ

月　　　日（月）	天気（　　　　　）	体重（　　　　）kg	食事（ 朝　昼　晩 ）
	睡眠（起床　　：　　就寝　　：　　）		運動（　　　　　　）

①今日の体調は

②今日会った人は

③今日ストレスに感じたことは

④今日反省することは

⑤今日よかった（うまくいった）ことは

⑥今日感動したことは

⑦明日やりたいこと（目標）は

メモ

昨日の目標は
達成できた？　　☒　　○ △ ×

月　　　日（火）　天気（　　　　）　体重（　　　）kg　食事（　朝　　昼　　晩　）
　　　　　　　　　睡眠（起床　　：　　就寝　　：　　）運動（　　　　　　　　）

①今日の体調は

②今日会った人は

③今日ストレスに感じたことは

④今日反省することは

⑤今日よかった（うまくいった）ことは

⑥今日感動したことは

⑦明日やりたいこと（目標）は

メモ　　　　　　　　　　　　　　　　　　　　　　昨日の目標は　　　　　○
　　　　　　　　　　　　　　　　　　　　　　　　達成できた？　　　　　△
　　　　　　　　　　　　　　　　　　　　　　　　　　　　　　　　　　　×

月　　　日（水）　天気（　　　　）　体重（　　　）kg　食事（　朝　　昼　　晩　）
　　　　　　　　　睡眠（起床　　：　　就寝　　：　　）運動（　　　　　　　　）

①今日の体調は

②今日会った人は

③今日ストレスに感じたことは

④今日反省することは

⑤今日よかった（うまくいった）ことは

⑥今日感動したことは

⑦明日やりたいこと（目標）は

メモ　　　　　　　　　　　　　　　　　　　　　　昨日の目標は　　　　　○
　　　　　　　　　　　　　　　　　　　　　　　　達成できた？　　　　　△
　　　　　　　　　　　　　　　　　　　　　　　　　　　　　　　　　　　×

月　　　日（木）　天気（　　　　　）　体重（　　　　）kg　食事（　朝　　昼　　晩　）
　　　　　　　　　　睡眠（起床　　　：　　　就寝　　　：　　　）　運動（　　　　　　　　）

①今日の体調は

②今日会った人は

③今日ストレスに感じたことは

④今日反省することは

⑤今日よかった（うまくいった）ことは

⑥今日感動したことは

⑦明日やりたいこと（目標）は

メモ　　　　　　　　　　　　　　　　　　　　　　　　昨日の目標は　　　　　○
　　　　　　　　　　　　　　　　　　　　　　　　　　達成できた？　　☒　△
　　　　　　　　　　　　　　　　　　　　　　　　　　　　　　　　　　　　×

月　　　日（金）　天気（　　　　　）　体重（　　　　）kg　食事（　朝　　昼　　晩　）
　　　　　　　　　　睡眠（起床　　　：　　　就寝　　　：　　　）　運動（　　　　　　　　）

①今日の体調は

②今日会った人は

③今日ストレスに感じたことは

④今日反省することは

⑤今日よかった（うまくいった）ことは

⑥今日感動したことは

⑦明日やりたいこと（目標）は

メモ　　　　　　　　　　　　　　　　　　　　　　　　昨日の目標は　　　　　○
　　　　　　　　　　　　　　　　　　　　　　　　　　達成できた？　　☒　△
　　　　　　　　　　　　　　　　　　　　　　　　　　　　　　　　　　　　×

月　　　　日（土）　天気（　　　　）　体重（　　　　）kg　食事（　朝　　昼　　晩　）
　　　　　　　　　　睡眠（起床　　：　　就寝　　：　　）運動（　　　　　　　）

①今日の体調は

②今日会った人は

③今日ストレスに感じたことは

④今日反省することは

⑤今日よかった（うまくいった）ことは

⑥今日感動したことは

⑦明日やりたいこと（目標）は

メモ　　　　　　　　　　　　　　　　　　　昨日の目標は　　　　　○
　　　　　　　　　　　　　　　　　　　　　達成できた？　　　　　△
　　　　　　　　　　　　　　　　　　　　　　　　　　　　　　　　×

月　　　　日（日）　天気（　　　　）　体重（　　　　）kg　食事（　朝　　昼　　晩　）
　　　　　　　　　　睡眠（起床　　：　　就寝　　：　　）運動（　　　　　　　）

①今日の体調は

②今日会った人は

③今日ストレスに感じたことは

④今日反省することは

⑤今日よかった（うまくいった）ことは

⑥今日感動したことは

⑦明日やりたいこと（目標）は

メモ　　　　　　　　　　　　　　　　　　　昨日の目標は　　　　　○
　　　　　　　　　　　　　　　　　　　　　達成できた？　　　　　△
　　　　　　　　　　　　　　　　　　　　　　　　　　　　　　　　×

23 週間目　　　　　年（　　月　　日〜　　月　　日）の目標と予定

〈目標〉　　　　　　　　　　〈予定〉

月（　月　　日）　　　　　　　　　　：

火（　月　　日）　　　　　　　　　　：

水（　月　　日）　　　　　　　　　　：

木（　月　　日）　　　　　　　　　　：

金（　月　　日）　　　　　　　　　　：

土（　月　　日）　　　　　　　　　　：

日（　月　　日）　　　　　　　　　　：

メモ

月　　　　日（月）　天気（　　　　）　体重（　　　）kg　食事（　朝　　昼　　晩　）
　　　　　　　　　　　睡眠（起床　：　　就寝　：　　）運動（　　　　　　）

①今日の体調は

②今日会った人は

③今日ストレスに感じたことは

④今日反省することは

⑤今日よかった（うまくいった）ことは

⑥今日感動したことは

⑦明日やりたいこと（目標）は

メモ　　　　　　　　　　　　　　　　　　　昨日の目標は　　　　　　○
　　　　　　　　　　　　　　　　　　　　　達成できた？　　　　　　△
　　　　　　　　　　　　　　　　　　　　　　　　　　　　　　　　　×

100

月　　　　日（火）　天気（　　　　　）　体重（　　　　　）kg　食事（　朝　　昼　　晩　）
　　　　　　　　　　　睡眠（起床　　　：　　　就寝　　　：　　　）　運動（　　　　　　　　）

①今日の体調は

②今日会った人は

③今日ストレスに感じたことは

④今日反省することは

⑤今日よかった（うまくいった）ことは

⑥今日感動したことは

⑦明日やりたいこと（目標）は

メモ　　　　　　　　　　　　　　　　　　　　　　　昨日の目標は　　□　　○
　　　　　　　　　　　　　　　　　　　　　　　　　達成できた？　　　　　△
　　　　　　　　　　　　　　　　　　　　　　　　　　　　　　　　　　　　×

月　　　　日（水）　天気（　　　　　）　体重（　　　　　）kg　食事（　朝　　昼　　晩　）
　　　　　　　　　　　睡眠（起床　　　：　　　就寝　　　：　　　）　運動（　　　　　　　　）

①今日の体調は

②今日会った人は

③今日ストレスに感じたことは

④今日反省することは

⑤今日よかった（うまくいった）ことは

⑥今日感動したことは

⑦明日やりたいこと（目標）は

メモ　　　　　　　　　　　　　　　　　　　　　　　昨日の目標は　　□　　○
　　　　　　　　　　　　　　　　　　　　　　　　　達成できた？　　　　　△
　　　　　　　　　　　　　　　　　　　　　　　　　　　　　　　　　　　　×

月　　　日（木）　天気（　　　　）　体重（　　　）kg　食事（　朝　　昼　　晩　）
　　　　　　　　　　　　　睡眠（起床　　：　　就寝　　：　　）　運動（　　　　　　　）

①今日の体調は

②今日会った人は

③今日ストレスに感じたことは

④今日反省することは

⑤今日よかった（うまくいった）ことは

⑥今日感動したことは

⑦明日やりたいこと（目標）は

メモ　　　　　　　　　　　　　　　　　　　　　　　　昨日の目標は　　　　　○
　　　　　　　　　　　　　　　　　　　　　　　　　　達成できた？　　　　　△
　　　　　　　　　　　　　　　　　　　　　　　　　　　　　　　　　　　　　×

　　　月　　　日（金）　天気（　　　　）　体重（　　　）kg　食事（　朝　　昼　　晩　）
　　　　　　　　　　　　　睡眠（起床　　：　　就寝　　：　　）　運動（　　　　　　　）

①今日の体調は

②今日会った人は

③今日ストレスに感じたことは

④今日反省することは

⑤今日よかった（うまくいった）ことは

⑥今日感動したことは

⑦明日やりたいこと（目標）は

メモ　　　　　　　　　　　　　　　　　　　　　　　　昨日の目標は　　　　　○
　　　　　　　　　　　　　　　　　　　　　　　　　　達成できた？　　　　　△
　　　　　　　　　　　　　　　　　　　　　　　　　　　　　　　　　　　　　×

月　　　　日（土）　天気（　　　　　）　体重（　　　　）kg　食事（　朝　　昼　　晩　）
　　　　　　　　　　　　　　睡眠（起床　　：　　　就寝　　：　　　）運動（　　　　　　　　）

①今日の体調は

②今日会った人は

③今日ストレスに感じたことは

④今日反省することは

⑤今日よかった（うまくいった）ことは

⑥今日感動したことは

⑦明日やりたいこと（目標）は

メモ　　　　　　　　　　　　　　　　　　　　　　　昨日の目標は　　　　　　○
　　　　　　　　　　　　　　　　　　　　　　　　　達成できた？　　　　　　△
　　　　　　　　　　　　　　　　　　　　　　　　　　　　　　　　　　　　　×

　　　月　　　　日（日）　天気（　　　　　）　体重（　　　　）kg　食事（　朝　　昼　　晩　）
　　　　　　　　　　　　　　睡眠（起床　　：　　　就寝　　：　　　）運動（　　　　　　　　）

①今日の体調は

②今日会った人は

③今日ストレスに感じたことは

④今日反省することは

⑤今日よかった（うまくいった）ことは

⑥今日感動したことは

⑦明日やりたいこと（目標）は

メモ　　　　　　　　　　　　　　　　　　　　　　　昨日の目標は　　　　　　○
　　　　　　　　　　　　　　　　　　　　　　　　　達成できた？　　　　　　△
　　　　　　　　　　　　　　　　　　　　　　　　　　　　　　　　　　　　　×

24 週間目

年（　　月　　日〜　　月　　日）の目標と予定

〈目標〉　　　　　　　　　　〈予定〉

	〈目標〉	〈予定〉
月（　月　日）		:
火（　月　日）		:
水（　月　日）		:
木（　月　日）		:
金（　月　日）		:
土（　月　日）		:
日（　月　日）		:

メモ

月　　日（月）　天気（　　　　）　体重（　　　）kg　食事（　朝　昼　晩　）
睡眠（起床　　：　　就寝　　：　　）運動（　　　　　）

①今日の体調は

②今日会った人は

③今日ストレスに感じたことは

④今日反省することは

⑤今日よかった（うまくいった）ことは

⑥今日感動したことは

⑦明日やりたいこと（目標）は

メモ

昨日の目標は
達成できた？　☒　○
　　　　　　　　△
　　　　　　　　×

月　　　　　日（火）　天気（　　　　　）　体重（　　　　）kg　食事（　朝　　昼　　晩　）
　　　　　　　　　　　　　　　睡眠（起床　　：　　　就寝　　：　　　）運動（　　　　　　　　　）

①今日の体調は

②今日会った人は

③今日ストレスに感じたことは

④今日反省することは

⑤今日よかった（うまくいった）ことは

⑥今日感動したことは

⑦明日やりたいこと（目標）は

メモ　　　　　　　　　　　　　　　　　　　　　　　昨日の目標は　　☒　　○
　　　　　　　　　　　　　　　　　　　　　　　　　達成できた？　　　　△
　　　　　　　　　　　　　　　　　　　　　　　　　　　　　　　　　　　×

　　　月　　　　　日（水）　天気（　　　　　）　体重（　　　　）kg　食事（　朝　　昼　　晩　）
　　　　　　　　　　　　　　　睡眠（起床　　：　　　就寝　　：　　　）運動（　　　　　　　　　）

①今日の体調は

②今日会った人は

③今日ストレスに感じたことは

④今日反省することは

⑤今日よかった（うまくいった）ことは

⑥今日感動したことは

⑦明日やりたいこと（目標）は

メモ　　　　　　　　　　　　　　　　　　　　　　　昨日の目標は　　☒　　○
　　　　　　　　　　　　　　　　　　　　　　　　　達成できた？　　　　△
　　　　　　　　　　　　　　　　　　　　　　　　　　　　　　　　　　　×

月　　　　日（木）　天気（　　　　　）　体重（　　　　）kg　食事（　朝　　昼　　晩　）
　　　　　　　　　　　　睡眠（起床　　：　　　就寝　　：　　）　運動（　　　　　　　　）

①今日の体調は

②今日会った人は

③今日ストレスに感じたことは

④今日反省することは

⑤今日よかった（うまくいった）ことは

⑥今日感動したことは

⑦明日やりたいこと（目標）は

メモ　　　　　　　　　　　　　　　　　　　　　　　昨日の目標は　　　　　　○
　　　　　　　　　　　　　　　　　　　　　　　　　達成できた？　　　　　　△
　　　　　　　　　　　　　　　　　　　　　　　　　　　　　　　　　　　　　×

　　月　　　　日（金）　天気（　　　　　）　体重（　　　　）kg　食事（　朝　　昼　　晩　）
　　　　　　　　　　　　睡眠（起床　　：　　　就寝　　：　　）　運動（　　　　　　　　）

①今日の体調は

②今日会った人は

③今日ストレスに感じたことは

④今日反省することは

⑤今日よかった（うまくいった）ことは

⑥今日感動したことは

⑦明日やりたいこと（目標）は

メモ　　　　　　　　　　　　　　　　　　　　　　　昨日の目標は　　　　　　○
　　　　　　　　　　　　　　　　　　　　　　　　　達成できた？　　　　　　△
　　　　　　　　　　　　　　　　　　　　　　　　　　　　　　　　　　　　　×

月　　　　日（土）天気（　　　　　　）体重（　　　　）kg　食事（　朝　　昼　　晩　）
睡眠（起床　　：　　就寝　　：　　）運動（　　　　　　　　　）

①今日の体調は

②今日会った人は

③今日ストレスに感じたことは

④今日反省することは

⑤今日よかった（うまくいった）ことは

⑥今日感動したことは

⑦明日やりたいこと（目標）は

メモ　　　　　　　　　　　　　　　　　　　　　　　　　昨日の目標は　　　　　　　○
　　　　　　　　　　　　　　　　　　　　　　　　　　　達成できた？　　　　　　　△
　　　　　　　　　　　　　　　　　　　　　　　　　　　　　　　　　　　　　　　×

月　　　　日（日）天気（　　　　　　）体重（　　　　）kg　食事（　朝　　昼　　晩　）
睡眠（起床　　：　　就寝　　：　　）運動（　　　　　　　　　）

①今日の体調は

②今日会った人は

③今日ストレスに感じたことは

④今日反省することは

⑤今日よかった（うまくいった）ことは

⑥今日感動したことは

⑦明日やりたいこと（目標）は

メモ　　　　　　　　　　　　　　　　　　　　　　　　　昨日の目標は　　　　　　　○
　　　　　　　　　　　　　　　　　　　　　　　　　　　達成できた？　　　　　　　△
　　　　　　　　　　　　　　　　　　　　　　　　　　　　　　　　　　　　　　　×

25 週間目

〈 年（　　月　　日〜　　月　　日）の目標と予定 〉

	〈目標〉	〈予定〉
月（　月　　日）		：
火（　月　　日）		：
水（　月　　日）		：
木（　月　　日）		：
金（　月　　日）		：
土（　月　　日）		：
日（　月　　日）		：
メモ		

**　　月　　　日（月）**

天気（　　　　）　体重（　　　　）kg　食事（　朝　　昼　　晩　）
睡眠（起床　　：　　就寝　　：　　）運動（　　　　　　）

①今日の体調は

②今日会った人は

③今日ストレスに感じたことは

④今日反省することは

⑤今日よかった（うまくいった）ことは

⑥今日感動したことは

⑦明日やりたいこと（目標）は

メモ

昨日の目標は
達成できた？　□　○△×

月　　　　日（火）　天気（　　　　　）　体重（　　　　）kg　食事（　朝　　昼　　晩　）
　　　　　　　　　　　睡眠（起床　　：　　　就寝　　：　　）運動（　　　　　　　）

①今日の体調は

②今日会った人は

③今日ストレスに感じたことは

④今日反省することは

⑤今日よかった（うまくいった）ことは

⑥今日感動したことは

⑦明日やりたいこと（目標）は

メモ　　　　　　　　　　　　　　　　　　　　　　　　昨日の目標は　　　　　　　○
　　　　　　　　　　　　　　　　　　　　　　　　　　達成できた？　　　　　　　△
　　　　　　　　　　　　　　　　　　　　　　　　　　　　　　　　　　　　　　　×

月　　　　日（水）　天気（　　　　　）　体重（　　　　）kg　食事（　朝　　昼　　晩　）
　　　　　　　　　　　睡眠（起床　　：　　　就寝　　：　　）運動（　　　　　　　）

①今日の体調は

②今日会った人は

③今日ストレスに感じたことは

④今日反省することは

⑤今日よかった（うまくいった）ことは

⑥今日感動したことは

⑦明日やりたいこと（目標）は

メモ　　　　　　　　　　　　　　　　　　　　　　　　昨日の目標は　　　　　　　○
　　　　　　　　　　　　　　　　　　　　　　　　　　達成できた？　　　　　　　△
　　　　　　　　　　　　　　　　　　　　　　　　　　　　　　　　　　　　　　　×

月　　　　日（木）　天気（　　　　　）　体重（　　　　）kg　食事（　朝　　昼　　晩　）
　　　　　　　　　　　睡眠（起床　　：　　就寝　　：　　）運動（　　　　　　　）

①今日の体調は

②今日会った人は

③今日ストレスに感じたことは

④今日反省することは

⑤今日よかった（うまくいった）ことは

⑥今日感動したことは

⑦明日やりたいこと（目標）は

メモ　　　　　　　　　　　　　　　　　　　　　　　　昨日の目標は　　　　　○
　　　　　　　　　　　　　　　　　　　　　　　　　　達成できた？　　　　　△
　　　　　　　　　　　　　　　　　　　　　　　　　　　　　　　　　　　　　×

月　　　　日（金）　天気（　　　　　）　体重（　　　　）kg　食事（　朝　　昼　　晩　）
　　　　　　　　　　　睡眠（起床　　：　　就寝　　：　　）運動（　　　　　　　）

①今日の体調は

②今日会った人は

③今日ストレスに感じたことは

④今日反省することは

⑤今日よかった（うまくいった）ことは

⑥今日感動したことは

⑦明日やりたいこと（目標）は

メモ　　　　　　　　　　　　　　　　　　　　　　　　昨日の目標は　　　　　○
　　　　　　　　　　　　　　　　　　　　　　　　　　達成できた？　　　　　△
　　　　　　　　　　　　　　　　　　　　　　　　　　　　　　　　　　　　　×

月　　　日（土）　天気（　　　　）　体重（　　　）kg　食事（　朝　　昼　　晩　）
　　　　　　　　　　睡眠（起床　　：　　就寝　　：　　）　運動（　　　　　　　）

①今日の体調は

②今日会った人は

③今日ストレスに感じたことは

④今日反省することは

⑤今日よかった（うまくいった）ことは

⑥今日感動したことは

⑦明日やりたいこと（目標）は

メモ　　　　　　　　　　　　　　　　　　　　　　　昨日の目標は　　　　　　○
　　　　　　　　　　　　　　　　　　　　　　　　　達成できた？　　　　　　△
　　　　　　　　　　　　　　　　　　　　　　　　　　　　　　　　　　　　　×

月　　　日（日）　天気（　　　　）　体重（　　　）kg　食事（　朝　　昼　　晩　）
　　　　　　　　　　睡眠（起床　　：　　就寝　　：　　）　運動（　　　　　　　）

①今日の体調は

②今日会った人は

③今日ストレスに感じたことは

④今日反省することは

⑤今日よかった（うまくいった）ことは

⑥今日感動したことは

⑦明日やりたいこと（目標）は

メモ　　　　　　　　　　　　　　　　　　　　　　　昨日の目標は　　　　　　○
　　　　　　　　　　　　　　　　　　　　　　　　　達成できた？　　　　　　△
　　　　　　　　　　　　　　　　　　　　　　　　　　　　　　　　　　　　　×

26 週間目

〈目標〉　　　　　　　　　〈予定〉

月（　　月　　日）	：
火（　　月　　日）	：
水（　　月　　日）	：
木（　　月　　日）	：
金（　　月　　日）	：
土（　　月　　日）	：
日（　　月　　日）	：
メモ	

**　　月　　　日（月）**　　天気（　　　）　体重（　　　）kg　食事（　朝　　昼　　晩　）
　　　　　　　　　　　　　睡眠（起床　　：　　就寝　　：　　）運動（　　　　　）

①今日の体調は

②今日会った人は

③今日ストレスに感じたことは

④今日反省することは

⑤今日よかった（うまくいった）ことは

⑥今日感動したことは

⑦明日やりたいこと（目標）は

メモ　　　　　　　　　　　　　　　　　　　昨日の目標は　　□　　○
　　　　　　　　　　　　　　　　　　　　　達成できた？　　　　△
　　　　　　　　　　　　　　　　　　　　　　　　　　　　　　　　×

月 　　　 日（火）　天気（　　　　　）　体重（　　　　）kg　食事（　朝　　昼　　晩　）
　　　　　　　　　　　　睡眠（起床　　　：　　　就寝　　　：　　　）　運動（　　　　　　　　）

①今日の体調は

②今日会った人は

③今日ストレスに感じたことは

④今日反省することは

⑤今日よかった（うまくいった）ことは

⑥今日感動したことは

⑦明日やりたいこと（目標）は

メモ　　　　　　　　　　　　　　　　　　　　　　　　昨日の目標は　　　　　　○
　　　　　　　　　　　　　　　　　　　　　　　　　　達成できた？　　　　　　△
　　　　　　　　　　　　　　　　　　　　　　　　　　　　　　　　　　　　　　×

月 　　　 日（水）　天気（　　　　　）　体重（　　　　）kg　食事（　朝　　昼　　晩　）
　　　　　　　　　　　　睡眠（起床　　　：　　　就寝　　　：　　　）　運動（　　　　　　　　）

①今日の体調は

②今日会った人は

③今日ストレスに感じたことは

④今日反省することは

⑤今日よかった（うまくいった）ことは

⑥今日感動したことは

⑦明日やりたいこと（目標）は

メモ　　　　　　　　　　　　　　　　　　　　　　　　昨日の目標は　　　　　　○
　　　　　　　　　　　　　　　　　　　　　　　　　　達成できた？　　　　　　△
　　　　　　　　　　　　　　　　　　　　　　　　　　　　　　　　　　　　　　×

月　　　　日（木）　天気（　　　　　）　体重（　　　　）kg　食事（　朝　　昼　　晩　）
　　　　　　　　　　　　睡眠（起床　　　：　　就寝　　　：　　　）　運動（　　　　　　　　）

①今日の体調は

②今日会った人は

③今日ストレスに感じたことは

④今日反省することは

⑤今日よかった（うまくいった）ことは

⑥今日感動したことは

⑦明日やりたいこと（目標）は

メモ　　　　　　　　　　　　　　　　　　　　　　　　　昨日の目標は　　　　　　　○
　　　　　　　　　　　　　　　　　　　　　　　　　　　達成できた？　　　　　　　△
　　×

月　　　　日（金）　天気（　　　　　）　体重（　　　　）kg　食事（　朝　　昼　　晩　）
　　　　　　　　　　　　睡眠（起床　　　：　　就寝　　　：　　　）　運動（　　　　　　　　）

①今日の体調は

②今日会った人は

③今日ストレスに感じたことは

④今日反省することは

⑤今日よかった（うまくいった）ことは

⑥今日感動したことは

⑦明日やりたいこと（目標）は

メモ　　　　　　　　　　　　　　　　　　　　　　　　　昨日の目標は　　　　　　　○
　　　　　　　　　　　　　　　　　　　　　　　　　　　達成できた？　　　　　　　△
　　×

月　　　日（土）　天気（　　　　）　体重（　　　）kg　食事（　朝　　昼　　晩　）
睡眠（起床　　：　　就寝　　：　　）運動（　　　　　　）

①今日の体調は

②今日会った人は

③今日ストレスに感じたことは

④今日反省することは

⑤今日よかった（うまくいった）ことは

⑥今日感動したことは

⑦明日やりたいこと（目標）は

メモ　　　　　　　　　　　　　　　　　　　　　　昨日の目標は　　　　　　　○
　　　　　　　　　　　　　　　　　　　　　　　　達成できた？　　　　　　　△
　　　　　　　　　　　　　　　　　　　　　　　　　　　　　　　　　　　　　×

月　　　日（日）　天気（　　　　）　体重（　　　）kg　食事（　朝　　昼　　晩　）
睡眠（起床　　：　　就寝　　：　　）運動（　　　　　　）

①今日の体調は

②今日会った人は

③今日ストレスに感じたことは

④今日反省することは

⑤今日よかった（うまくいった）ことは

⑥今日感動したことは

⑦明日やりたいこと（目標）は

メモ　　　　　　　　　　　　　　　　　　　　　　昨日の目標は　　　　　　　○
　　　　　　　　　　　　　　　　　　　　　　　　達成できた？　　　　　　　△
　　　　　　　　　　　　　　　　　　　　　　　　　　　　　　　　　　　　　×

〈目標〉　　　　　　　　　　　　〈予定〉　　　年（　　月　　日〜　　月　　日）の目標と予定

	〈目標〉	〈予定〉
月（　月　　日）		：
火（　月　　日）		：
水（　月　　日）		：
木（　月　　日）		：
金（　月　　日）		：
土（　月　　日）		：
日（　月　　日）		：

メモ

月　　　日（月）　天気（　　　　）　体重（　　　）kg　食事（　朝　　昼　　晩　）
睡眠（起床　　　：　　就寝　　　：　　）運動（　　　　　　）

①今日の体調は

②今日会った人は

③今日ストレスに感じたことは

④今日反省することは

⑤今日よかった（うまくいった）ことは

⑥今日感動したことは

⑦明日やりたいこと（目標）は

メモ

昨日の目標は
達成できた？　⊗　○△×

月　　　　日（火）　天気（　　　　　）　体重（　　　　）kg　食事（　朝　　昼　　晩　）
　　　　　　　　　　睡眠（起床　　　：　　　就寝　　　：　　　）運動（　　　　　　　　）

①今日の体調は

②今日会った人は

③今日ストレスに感じたことは

④今日反省することは

⑤今日よかった（うまくいった）ことは

⑥今日感動したことは

⑦明日やりたいこと（目標）は

メモ　　　　　　　　　　　　　　　　　　　　　　　　昨日の目標は　　　　　　○
　　　　　　　　　　　　　　　　　　　　　　　　　　達成できた？　　　　　　△
　　　　　　　　　　　　　　　　　　　　　　　　　　　　　　　　　　　　　　×

月　　　　日（水）　天気（　　　　　）　体重（　　　　）kg　食事（　朝　　昼　　晩　）
　　　　　　　　　　睡眠（起床　　　：　　　就寝　　　：　　　）運動（　　　　　　　　）

①今日の体調は

②今日会った人は

③今日ストレスに感じたことは

④今日反省することは

⑤今日よかった（うまくいった）ことは

⑥今日感動したことは

⑦明日やりたいこと（目標）は

メモ　　　　　　　　　　　　　　　　　　　　　　　　昨日の目標は　　　　　　○
　　　　　　　　　　　　　　　　　　　　　　　　　　達成できた？　　　　　　△
　　　　　　　　　　　　　　　　　　　　　　　　　　　　　　　　　　　　　　×

月　　　　日（木）　天気（　　　　　）　体重（　　　　）kg　食事（　朝　　昼　　晩　）
　　　　　　　　　　　　　　睡眠（起床　　：　　就寝　　：　　）運動（　　　　　　　）

①今日の体調は

②今日会った人は

③今日ストレスに感じたことは

④今日反省することは

⑤今日よかった（うまくいった）ことは

⑥今日感動したことは

⑦明日やりたいこと（目標）は

メモ　　　　　　　　　　　　　　　　　　　　　　　　　　　昨日の目標は　　　　　　　　○
　　　　　　　　　　　　　　　　　　　　　　　　　　　　　達成できた？　　　　　　　　△
　　　×

　　　月　　　　日（金）　天気（　　　　　）　体重（　　　　）kg　食事（　朝　　昼　　晩　）
　　　　　　　　　　　　　　睡眠（起床　　：　　就寝　　：　　）運動（　　　　　　　）

①今日の体調は

②今日会った人は

③今日ストレスに感じたことは

④今日反省することは

⑤今日よかった（うまくいった）ことは

⑥今日感動したことは

⑦明日やりたいこと（目標）は

メモ　　　　　　　　　　　　　　　　　　　　　　　　　　　昨日の目標は　　　　　　　　○
　　　　　　　　　　　　　　　　　　　　　　　　　　　　　達成できた？　　　　　　　　△
　　　×

月　　　　日（土）　天気（　　　　　）　体重（　　　　）kg　食事（　朝　　昼　　晩　）
　　　　　　　　　　睡眠（起床　　　：　　就寝　　　：　　）運動（　　　　　　　　）

①今日の体調は

②今日会った人は

③今日ストレスに感じたことは

④今日反省することは

⑤今日よかった（うまくいった）ことは

⑥今日感動したことは

⑦明日やりたいこと（目標）は

メモ　　　　　　　　　　　　　　　　　　　　　　昨日の目標は　　⊗　　○
　　　　　　　　　　　　　　　　　　　　　　　　達成できた？　　　　　△
　　　　　　　　　　　　　　　　　　　　　　　　　　　　　　　　　　×

月　　　　日（日）　天気（　　　　　）　体重（　　　　）kg　食事（　朝　　昼　　晩　）
　　　　　　　　　　睡眠（起床　　　：　　就寝　　　：　　）運動（　　　　　　　　）

①今日の体調は

②今日会った人は

③今日ストレスに感じたことは

④今日反省することは

⑤今日よかった（うまくいった）ことは

⑥今日感動したことは

⑦明日やりたいこと（目標）は

メモ　　　　　　　　　　　　　　　　　　　　　　昨日の目標は　　⊗　　○
　　　　　　　　　　　　　　　　　　　　　　　　達成できた？　　　　　△
　　　　　　　　　　　　　　　　　　　　　　　　　　　　　　　　　　×

28 週間目

〈目標〉　　　　　　　　　　　　　　　〈予定〉

月（　　月　　日）　　　　　　　　　　　：

火（　　月　　日）　　　　　　　　　　　：

水（　　月　　日）　　　　　　　　　　　：

木（　　月　　日）　　　　　　　　　　　：

金（　　月　　日）　　　　　　　　　　　：

土（　　月　　日）　　　　　　　　　　　：

日（　　月　　日）　　　　　　　　　　　：

メモ

月　　　日（月）　　天気（　　　　　）　体重（　　　　）kg　食事（　朝　　昼　　晩　）
　　　　　　　　　　　　睡眠（起床　　：　　就寝　　：　　）運動（　　　　　　　）

①今日の体調は

②今日会った人は

③今日ストレスに感じたことは

④今日反省することは

⑤今日よかった（うまくいった）ことは

⑥今日感動したことは

⑦明日やりたいこと（目標）は

メモ

昨日の目標は
達成できた？　　⊗　　○
　　　　　　　　　　△
　　　　　　　　　　×

月 日（火）	天気（　　　　　　　）	体重（　　　　　）kg	食事（　朝　　昼　　晩　）
	睡眠（起床　　　：　　　就寝　　　：　　　）	運動（　　　　　　　　　　）	

①今日の体調は

②今日会った人は

③今日ストレスに感じたことは

④今日反省することは

⑤今日よかった（うまくいった）ことは

⑥今日感動したことは

⑦明日やりたいこと（目標）は

メモ　　　　　　　　　　　　　　　　　　　　　　　昨日の目標は　　⊗　　○
　　　　　　　　　　　　　　　　　　　　　　　　　達成できた？　　　　△
　　　　　　　　　　　　　　　　　　　　　　　　　　　　　　　　　　×

月 日（水）	天気（　　　　　　　）	体重（　　　　　）kg	食事（　朝　　昼　　晩　）
	睡眠（起床　　　：　　　就寝　　　：　　　）	運動（　　　　　　　　　　）	

①今日の体調は

②今日会った人は

③今日ストレスに感じたことは

④今日反省することは

⑤今日よかった（うまくいった）ことは

⑥今日感動したことは

⑦明日やりたいこと（目標）は

メモ　　　　　　　　　　　　　　　　　　　　　　　昨日の目標は　　⊗　　○
　　　　　　　　　　　　　　　　　　　　　　　　　達成できた？　　　　△
　　　　　　　　　　　　　　　　　　　　　　　　　　　　　　　　　　×

| 月   日（木） | 天気（　　　　）　体重（　　　）kg　食事（　朝　　昼　　晩　） |
| | 睡眠（起床　　：　　就寝　　：　　）運動（　　　　　　　） |

①今日の体調は

②今日会った人は

③今日ストレスに感じたことは

④今日反省することは

⑤今日よかった（うまくいった）ことは

⑥今日感動したことは

⑦明日やりたいこと（目標）は

メモ

昨日の目標は
達成できた？　　　　　○
　　　　　　　　　　△
　　　　　　　　　　×

| 月   日（金） | 天気（　　　　）　体重（　　　）kg　食事（　朝　　昼　　晩　） |
| | 睡眠（起床　　：　　就寝　　：　　）運動（　　　　　　　） |

①今日の体調は

②今日会った人は

③今日ストレスに感じたことは

④今日反省することは

⑤今日よかった（うまくいった）ことは

⑥今日感動したことは

⑦明日やりたいこと（目標）は

メモ

昨日の目標は
達成できた？　　　　　○
　　　　　　　　　　△
　　　　　　　　　　×

月 　　 日（土）　天気（　　　　　）　体重（　　　　）kg　食事（ 朝　　昼　　晩 ）
　　　　　　　　　　　睡眠（起床　　　：　　就寝　　　：　　）　運動（　　　　　　　　）

①今日の体調は

②今日会った人は

③今日ストレスに感じたことは

④今日反省することは

⑤今日よかった（うまくいった）ことは

⑥今日感動したことは

⑦明日やりたいこと（目標）は

メモ　　　　　　　　　　　　　　　　　　　　　　　　昨日の目標は　　　　　　○
　　　　　　　　　　　　　　　　　　　　　　　　　　達成できた？　　　　　　△
　　　　　　　　　　　　　　　　　　　　　　　　　　　　　　　　　　　　　　×

月 　　 日（日）　天気（　　　　　）　体重（　　　　）kg　食事（ 朝　　昼　　晩 ）
　　　　　　　　　　　睡眠（起床　　　：　　就寝　　　：　　）　運動（　　　　　　　　）

①今日の体調は

②今日会った人は

③今日ストレスに感じたことは

④今日反省することは

⑤今日よかった（うまくいった）ことは

⑥今日感動したことは

⑦明日やりたいこと（目標）は

メモ　　　　　　　　　　　　　　　　　　　　　　　　昨日の目標は　　　　　　○
　　　　　　　　　　　　　　　　　　　　　　　　　　達成できた？　　　　　　△
　　　　　　　　　　　　　　　　　　　　　　　　　　　　　　　　　　　　　　×

29 週間目

〈目標〉　　　　　　　　　　　〈予定〉

月（　月　　日）　　　　　　　　　　：

火（　月　　日）　　　　　　　　　　：

水（　月　　日）　　　　　　　　　　：

木（　月　　日）　　　　　　　　　　：

金（　月　　日）　　　　　　　　　　：

土（　月　　日）　　　　　　　　　　：

日（　月　　日）　　　　　　　　　　：

メモ

　　　月　　　日（月）　天気（　　　）体重（　　　）kg　食事（ 朝　昼　晩 ）
　　　　　　　　　　　　　睡眠（起床　　：　　就寝　　：　　）運動（　　　　　）

①今日の体調は

②今日会った人は

③今日ストレスに感じたことは

④今日反省することは

⑤今日よかった（うまくいった）ことは

⑥今日感動したことは

⑦明日やりたいこと（目標）は

メモ

昨日の目標は
達成できた？　　〇
　　　　　　　　△
　　　　　　　　×

月　　　日（火）　天気（　　　　）　体重（　　　）kg　食事（　朝　　昼　　晩　）
　　　　　　　　　　睡眠（起床　　：　　就寝　　：　　）運動（　　　　　　　　）

①今日の体調は

②今日会った人は

③今日ストレスに感じたことは

④今日反省することは

⑤今日よかった（うまくいった）ことは

⑥今日感動したことは

⑦明日やりたいこと（目標）は

メモ　　　　　　　　　　　　　　　　　　　　　　　　　昨日の目標は　　　　　　○
　　　　　　　　　　　　　　　　　　　　　　　　　　　達成できた？　　　　　　△
　　　　　　　　　　　　　　　　　　　　　　　　　　　　　　　　　　　　　　　×

月　　　日（水）　天気（　　　　）　体重（　　　）kg　食事（　朝　　昼　　晩　）
　　　　　　　　　　睡眠（起床　　：　　就寝　　：　　）運動（　　　　　　　　）

①今日の体調は

②今日会った人は

③今日ストレスに感じたことは

④今日反省することは

⑤今日よかった（うまくいった）ことは

⑥今日感動したことは

⑦明日やりたいこと（目標）は

メモ　　　　　　　　　　　　　　　　　　　　　　　　　昨日の目標は　　　　　　○
　　　　　　　　　　　　　　　　　　　　　　　　　　　達成できた？　　　　　　△
　　　　　　　　　　　　　　　　　　　　　　　　　　　　　　　　　　　　　　　×

月　　　日（木）　天気（　　　　　　）　体重（　　　　）kg　食事（　朝　　昼　　晩　）
　　　　　　　　　　睡眠（起床　　　：　　　就寝　　　：　　　）運動（　　　　　　　　）

①今日の体調は

②今日会った人は

③今日ストレスに感じたことは

④今日反省することは

⑤今日よかった（うまくいった）ことは

⑥今日感動したことは

⑦明日やりたいこと（目標）は

メモ　　　　　　　　　　　　　　　　　　　　　　　　　昨日の目標は　　⊗　　○
　　　　　　　　　　　　　　　　　　　　　　　　　　　達成できた？　　　　　△
　　　　　　　　　　　　　　　　　　　　　　　　　　　　　　　　　　　　　　×

月　　　日（金）　天気（　　　　　　）　体重（　　　　）kg　食事（　朝　　昼　　晩　）
　　　　　　　　　　睡眠（起床　　　：　　　就寝　　　：　　　）運動（　　　　　　　　）

①今日の体調は

②今日会った人は

③今日ストレスに感じたことは

④今日反省することは

⑤今日よかった（うまくいった）ことは

⑥今日感動したことは

⑦明日やりたいこと（目標）は

メモ　　　　　　　　　　　　　　　　　　　　　　　　　昨日の目標は　　⊗　　○
　　　　　　　　　　　　　　　　　　　　　　　　　　　達成できた？　　　　　△
　　　　　　　　　　　　　　　　　　　　　　　　　　　　　　　　　　　　　　×

　　　　月　　　　日（土）　天気（　　　　　）　体重（　　　　）kg　食事（　朝　　昼　　晩　）
　　　　　　　　　　　　　　睡眠（起床　　　：　　就寝　　　：　　）運動（　　　　　　　　）

①今日の体調は

②今日会った人は

③今日ストレスに感じたことは

④今日反省することは

⑤今日よかった（うまくいった）ことは

⑥今日感動したことは

⑦明日やりたいこと（目標）は

メモ　　　　　　　　　　　　　　　　　　　　　　　　　昨日の目標は　　　　　　○
　　　　　　　　　　　　　　　　　　　　　　　　　　　達成できた？　　　　　　△
　　　　　　　　　　　　　　　　　　　　　　　　　　　　　　　　　　　　　　　×

　　　　月　　　　日（日）　天気（　　　　　）　体重（　　　　）kg　食事（　朝　　昼　　晩　）
　　　　　　　　　　　　　　睡眠（起床　　　：　　就寝　　　：　　）運動（　　　　　　　　）

①今日の体調は

②今日会った人は

③今日ストレスに感じたことは

④今日反省することは

⑤今日よかった（うまくいった）ことは

⑥今日感動したことは

⑦明日やりたいこと（目標）は

メモ　　　　　　　　　　　　　　　　　　　　　　　　　昨日の目標は　　　　　　○
　　　　　　　　　　　　　　　　　　　　　　　　　　　達成できた？　　　　　　△
　　　　　　　　　　　　　　　　　　　　　　　　　　　　　　　　　　　　　　　×

30 週間目

〈目標〉　　　　　　　　　　　　　〈予定〉

月（　　月　　日）　　　　　　　　　　　　　：

火（　　月　　日）　　　　　　　　　　　　　：

水（　　月　　日）　　　　　　　　　　　　　：

木（　　月　　日）　　　　　　　　　　　　　：

金（　　月　　日）　　　　　　　　　　　　　：

土（　　月　　日）　　　　　　　　　　　　　：

日（　　月　　日）　　　　　　　　　　　　　：

メモ

月　　　日（月）　天気（　　　　）　体重（　　　）kg　食事（　朝　　昼　　晩　）
　　　　　　　　　　睡眠（起床　：　　　就寝　：　　）運動（　　　　　　　）

①今日の体調は

②今日会った人は

③今日ストレスに感じたことは

④今日反省することは

⑤今日よかった（うまくいった）ことは

⑥今日感動したことは

⑦明日やりたいこと（目標）は

メモ

昨日の目標は
達成できた？　☒　　○
　　　　　　　　　△
　　　　　　　　　×

128

| 月 | 日（火） | 天気（ | ） | 体重（ | ）kg | 食事（ | 朝 | 昼 | 晩 ） |
| | | 睡眠（起床 | ： | 就寝 | ： | ） 運動（ | | | ） |

①今日の体調は

②今日会った人は

③今日ストレスに感じたことは

④今日反省することは

⑤今日よかった（うまくいった）ことは

⑥今日感動したことは

⑦明日やりたいこと（目標）は

メモ

昨日の目標は
達成できた？

○
△
×

| 月 | 日（水） | 天気（ | ） | 体重（ | ）kg | 食事（ | 朝 | 昼 | 晩 ） |
| | | 睡眠（起床 | ： | 就寝 | ： | ） 運動（ | | | ） |

①今日の体調は

②今日会った人は

③今日ストレスに感じたことは

④今日反省することは

⑤今日よかった（うまくいった）ことは

⑥今日感動したことは

⑦明日やりたいこと（目標）は

メモ

昨日の目標は
達成できた？

○
△
×

月　　　　日（木）	天気（　　　　　）	体重（　　　　）kg	食事（　朝　　昼　　晩　）
	睡眠（起床　　：　　就寝　　：　　）		運動（　　　　　　　　　）

①今日の体調は

②今日会った人は

③今日ストレスに感じたことは

④今日反省することは

⑤今日よかった（うまくいった）ことは

⑥今日感動したことは

⑦明日やりたいこと（目標）は

メモ　　　　　　　　　　　　　　　　　　　　　昨日の目標は　　　⊗　　○
　　　　　　　　　　　　　　　　　　　　　　　達成できた？　　　　　△
　　　　　　　　　　　　　　　　　　　　　　　　　　　　　　　　　　×

月　　　　日（金）	天気（　　　　　）	体重（　　　　）kg	食事（　朝　　昼　　晩　）
	睡眠（起床　　：　　就寝　　：　　）		運動（　　　　　　　　　）

①今日の体調は

②今日会った人は

③今日ストレスに感じたことは

④今日反省することは

⑤今日よかった（うまくいった）ことは

⑥今日感動したことは

⑦明日やりたいこと（目標）は

メモ　　　　　　　　　　　　　　　　　　　　　昨日の目標は　　　⊗　　○
　　　　　　　　　　　　　　　　　　　　　　　達成できた？　　　　　△
　　　　　　　　　　　　　　　　　　　　　　　　　　　　　　　　　　×

月　　　日（土）　天気（　　　　）　体重（　　　　）kg　食事（　朝　　昼　　晩　）
　　　　　　　　　　睡眠（起床　　：　　就寝　　：　　）　運動（　　　　　　　　）

①今日の体調は

②今日会った人は

③今日ストレスに感じたことは

④今日反省することは

⑤今日よかった（うまくいった）ことは

⑥今日感動したことは

⑦明日やりたいこと（目標）は

メモ　　　　　　　　　　　　　　　　　　　　　　　昨日の目標は　　　　　○
　　　　　　　　　　　　　　　　　　　　　　　　　達成できた？　　　　　△
　　　　　　　　　　　　　　　　　　　　　　　　　　　　　　　　　　　×

月　　　日（日）　天気（　　　　）　体重（　　　　）kg　食事（　朝　　昼　　晩　）
　　　　　　　　　　睡眠（起床　　：　　就寝　　：　　）　運動（　　　　　　　　）

①今日の体調は

②今日会った人は

③今日ストレスに感じたことは

④今日反省することは

⑤今日よかった（うまくいった）ことは

⑥今日感動したことは

⑦明日やりたいこと（目標）は

メモ　　　　　　　　　　　　　　　　　　　　　　　昨日の目標は　　　　　○
　　　　　　　　　　　　　　　　　　　　　　　　　達成できた？　　　　　△
　　　　　　　　　　　　　　　　　　　　　　　　　　　　　　　　　　　×

31 週間目

〈 年（　　月　　日〜　　月　　日）の目標と予定 〉

	〈目標〉	〈予定〉
月（　月　　日）		：
火（　月　　日）		：
水（　月　　日）		：
木（　月　　日）		：
金（　月　　日）		：
土（　月　　日）		：
日（　月　　日）		：

メモ

**　月　　日（月）**　天気（　　　　　）　体重（　　　　）kg　食事（　朝　　昼　　晩　）
睡眠（起床　　：　　就寝　　：　　）運動（　　　　　　　）

①今日の体調は

②今日会った人は

③今日ストレスに感じたことは

④今日反省することは

⑤今日よかった（うまくいった）ことは

⑥今日感動したことは

⑦明日やりたいこと（目標）は

メモ

昨日の目標は
達成できた？

○
△
×

月　　　　日 (火)　天気 (　　　　　　) 体重 (　　　　) kg　食事 (　朝　　昼　　晩　)
　　　　　　　　　　　　睡眠 (起床　　　:　　就寝　　　:　　) 運動 (　　　　　　　　)

①今日の体調は

②今日会った人は

③今日ストレスに感じたことは

④今日反省することは

⑤今日よかった (うまくいった) ことは

⑥今日感動したことは

⑦明日やりたいこと (目標) は

メモ　　　　　　　　　　　　　　　　　　　　昨日の目標は　　　　　○
　　　　　　　　　　　　　　　　　　　　　　達成できた？　　　　　△
　　　　　　　　　　　　　　　　　　　　　　　　　　　　　　　　×

月　　　　日 (水)　天気 (　　　　　　) 体重 (　　　　) kg　食事 (　朝　　昼　　晩　)
　　　　　　　　　　　　睡眠 (起床　　　:　　就寝　　　:　　) 運動 (　　　　　　　　)

①今日の体調は

②今日会った人は

③今日ストレスに感じたことは

④今日反省することは

⑤今日よかった (うまくいった) ことは

⑥今日感動したことは

⑦明日やりたいこと (目標) は

メモ　　　　　　　　　　　　　　　　　　　　昨日の目標は　　　　　○
　　　　　　　　　　　　　　　　　　　　　　達成できた？　　　　　△
　　　　　　　　　　　　　　　　　　　　　　　　　　　　　　　　×

月　　　日（木）　　天気（　　　　）　体重（　　　　）kg　食事（　朝　　昼　　晩　）
　　　　　　　　　　　睡眠（起床　　：　　就寝　　：　　）運動（　　　　　　　）

①今日の体調は

②今日会った人は

③今日ストレスに感じたことは

④今日反省することは

⑤今日よかった（うまくいった）ことは

⑥今日感動したことは

⑦明日やりたいこと（目標）は

メモ　　　　　　　　　　　　　　　　　　　　　　　　昨日の目標は　　　　　　○
　　　　　　　　　　　　　　　　　　　　　　　　　　達成できた？　　　　　　△
　　　　　　　　　　　　　　　　　　　　　　　　　　　　　　　　　　　　　　×

月　　　日（金）　　天気（　　　　）　体重（　　　　）kg　食事（　朝　　昼　　晩　）
　　　　　　　　　　　睡眠（起床　　：　　就寝　　：　　）運動（　　　　　　　）

①今日の体調は

②今日会った人は

③今日ストレスに感じたことは

④今日反省することは

⑤今日よかった（うまくいった）ことは

⑥今日感動したことは

⑦明日やりたいこと（目標）は

メモ　　　　　　　　　　　　　　　　　　　　　　　　昨日の目標は　　　　　　○
　　　　　　　　　　　　　　　　　　　　　　　　　　達成できた？　　　　　　△
　　　　　　　　　　　　　　　　　　　　　　　　　　　　　　　　　　　　　　×

月　　　　日（土）　天気（　　　　）　体重（　　　　）kg　食事（　朝　　昼　　晩　）
睡眠（起床　　：　　就寝　　：　　）　運動（　　　　　　）

①今日の体調は

②今日会った人は

③今日ストレスに感じたことは

④今日反省することは

⑤今日よかった（うまくいった）ことは

⑥今日感動したことは

⑦明日やりたいこと（目標）は

メモ　　　　　　　　　　　　　　　　　　　　　　昨日の目標は　　　　　　○
　　　　　　　　　　　　　　　　　　　　　　　　達成できた？　　　　　　△
　　　　　　　　　　　　　　　　　　　　　　　　　　　　　　　　　　　×

月　　　　日（日）　天気（　　　　）　体重（　　　　）kg　食事（　朝　　昼　　晩　）
睡眠（起床　　：　　就寝　　：　　）　運動（　　　　　　）

①今日の体調は

②今日会った人は

③今日ストレスに感じたことは

④今日反省することは

⑤今日よかった（うまくいった）ことは

⑥今日感動したことは

⑦明日やりたいこと（目標）は

メモ　　　　　　　　　　　　　　　　　　　　　　昨日の目標は　　　　　　○
　　　　　　　　　　　　　　　　　　　　　　　　達成できた？　　　　　　△
　　　　　　　　　　　　　　　　　　　　　　　　　　　　　　　　　　　×

32 週間目

年（　　月　　日〜　　月　　日）の目標と予定

〈目標〉　　　　　　　　　〈予定〉

	〈目標〉	〈予定〉
月（　月　　日）		：
火（　月　　日）		：
水（　月　　日）		：
木（　月　　日）		：
金（　月　　日）		：
土（　月　　日）		：
日（　月　　日）		：

メモ

月　　　日（月）

天気（　　　　　）　体重（　　　）kg　食事（　朝　　昼　　晩　）
睡眠（起床　　：　　就寝　　：　　）運動（　　　　　　）

①今日の体調は

②今日会った人は

③今日ストレスに感じたことは

④今日反省することは

⑤今日よかった（うまくいった）ことは

⑥今日感動したことは

⑦明日やりたいこと（目標）は

メモ

昨日の目標は
達成できた？　　○　△　×

136

月　　　日（火）　天気（　　　　）　体重（　　　）kg　食事（　朝　　昼　　晩　）
　　　　　　　　　　睡眠（起床　　：　　就寝　　：　　）運動（　　　　　　　）

①今日の体調は

②今日会った人は

③今日ストレスに感じたことは

④今日反省することは

⑤今日よかった（うまくいった）ことは

⑥今日感動したことは

⑦明日やりたいこと（目標）は

メモ　　　　　　　　　　　　　　　　　　　　　昨日の目標は　　　　　　○
　　　　　　　　　　　　　　　　　　　　　　　達成できた？　　　　　　△
　　　　　　　　　　　　　　　　　　　　　　　　　　　　　　　　　　　×

月　　　日（水）　天気（　　　　）　体重（　　　）kg　食事（　朝　　昼　　晩　）
　　　　　　　　　　睡眠（起床　　：　　就寝　　：　　）運動（　　　　　　　）

①今日の体調は

②今日会った人は

③今日ストレスに感じたことは

④今日反省することは

⑤今日よかった（うまくいった）ことは

⑥今日感動したことは

⑦明日やりたいこと（目標）は

メモ　　　　　　　　　　　　　　　　　　　　　昨日の目標は　　　　　　○
　　　　　　　　　　　　　　　　　　　　　　　達成できた？　　　　　　△
　　　　　　　　　　　　　　　　　　　　　　　　　　　　　　　　　　　×

月　　　　日（木）　天気（　　　　　）　体重（　　　　　）kg　食事（　朝　　昼　　晩　）
　　　　　　　　　　睡眠（起床　　：　　　就寝　　：　　　）　運動（　　　　　　　　）

①今日の体調は

②今日会った人は

③今日ストレスに感じたことは

④今日反省することは

⑤今日よかった（うまくいった）ことは

⑥今日感動したことは

⑦明日やりたいこと（目標）は

メモ　　　　　　　　　　　　　　　　　　　　　昨日の目標は　　　　　　○
　　　　　　　　　　　　　　　　　　　　　　　達成できた？　　　　　　△
　　　　　　　　　　　　　　　　　　　　　　　　　　　　　　　　　　　×

月　　　　日（金）　天気（　　　　　）　体重（　　　　　）kg　食事（　朝　　昼　　晩　）
　　　　　　　　　　睡眠（起床　　：　　　就寝　　：　　　）　運動（　　　　　　　　）

①今日の体調は

②今日会った人は

③今日ストレスに感じたことは

④今日反省することは

⑤今日よかった（うまくいった）ことは

⑥今日感動したことは

⑦明日やりたいこと（目標）は

メモ　　　　　　　　　　　　　　　　　　　　　昨日の目標は　　　　　　○
　　　　　　　　　　　　　　　　　　　　　　　達成できた？　　　　　　△
　　　　　　　　　　　　　　　　　　　　　　　　　　　　　　　　　　　×

| 月   日（土） | 天気（　　　　　） 体重（　　　）kg 食事（　朝　　昼　　晩　） |
| 睡眠（起床　：　　就寝　：　　） 運動（　　　　　　　） |

①今日の体調は

②今日会った人は

③今日ストレスに感じたことは

④今日反省することは

⑤今日よかった（うまくいった）ことは

⑥今日感動したことは

⑦明日やりたいこと（目標）は

メモ　　　　　　　　　　　　　　　　　　　　　　　昨日の目標は　　　　○
　　　　　　　　　　　　　　　　　　　　　　　　　達成できた？　　　　△
　　　　　　　　　　　　　　　　　　　　　　　　　　　　　　　　　　×

| 月   日（日） | 天気（　　　　　） 体重（　　　）kg 食事（　朝　　昼　　晩　） |
| 睡眠（起床　：　　就寝　：　　） 運動（　　　　　　　） |

①今日の体調は

②今日会った人は

③今日ストレスに感じたことは

④今日反省することは

⑤今日よかった（うまくいった）ことは

⑥今日感動したことは

⑦明日やりたいこと（目標）は

メモ　　　　　　　　　　　　　　　　　　　　　　　昨日の目標は　　　　○
　　　　　　　　　　　　　　　　　　　　　　　　　達成できた？　　　　△
　　　　　　　　　　　　　　　　　　　　　　　　　　　　　　　　　　×

年（　　月　　日〜　　月　　日）の目標と予定

〈目標〉　　　　　　　　　　　　　　〈予定〉

月（　月　　日）　　　　　　　　　　　　：

火（　月　　日）　　　　　　　　　　　　：

水（　月　　日）　　　　　　　　　　　　：

木（　月　　日）　　　　　　　　　　　　：

金（　月　　日）　　　　　　　　　　　　：

土（　月　　日）　　　　　　　　　　　　：

日（　月　　日）　　　　　　　　　　　　：

メモ

　　　月　　　日（月）　天気（　　　　　）　体重（　　　　）kg　食事（　朝　　昼　　晩　）
　　　　　　　　　　　　睡眠（起床　　：　　就寝　　：　　）　運動（　　　　　　　　）

①今日の体調は

②今日会った人は

③今日ストレスに感じたことは

④今日反省することは

⑤今日よかった（うまくいった）ことは

⑥今日感動したことは

⑦明日やりたいこと（目標）は

メモ

昨日の目標は
達成できた？　□　○　△　×

月　　　　日（火）　天気（　　　　　　）　体重（　　　　　）kg　食事（　朝　　昼　　晩　）
　　　　　　　　　　　　睡眠（起床　　　：　　　就寝　　　：　　　）運動（　　　　　　　　　）

①今日の体調は

②今日会った人は

③今日ストレスに感じたことは

④今日反省することは

⑤今日よかった（うまくいった）ことは

⑥今日感動したことは

⑦明日やりたいこと（目標）は

メモ　　　　　　　　　　　　　　　　　　　　　　　　昨日の目標は　　⊗　　○
　　　　　　　　　　　　　　　　　　　　　　　　　　達成できた？　　　　　△
　　　　　　　　　　　　　　　　　　　　　　　　　　　　　　　　　　　　　×

月　　　　日（水）　天気（　　　　　　）　体重（　　　　　）kg　食事（　朝　　昼　　晩　）
　　　　　　　　　　　　睡眠（起床　　　：　　　就寝　　　：　　　）運動（　　　　　　　　　）

①今日の体調は

②今日会った人は

③今日ストレスに感じたことは

④今日反省することは

⑤今日よかった（うまくいった）ことは

⑥今日感動したことは

⑦明日やりたいこと（目標）は

メモ　　　　　　　　　　　　　　　　　　　　　　　　昨日の目標は　　⊗　　○
　　　　　　　　　　　　　　　　　　　　　　　　　　達成できた？　　　　　△
　　　　　　　　　　　　　　　　　　　　　　　　　　　　　　　　　　　　　×

月　　　　日（木）　天気（　　　　　　　）　体重（　　　　　）kg　食事（　朝　　昼　　晩　）
　　　　　　　　　　睡眠（起床　　　：　　　就寝　　　：　　　）　運動（　　　　　　　　　）

①今日の体調は

②今日会った人は

③今日ストレスに感じたことは

④今日反省することは

⑤今日よかった（うまくいった）ことは

⑥今日感動したことは

⑦明日やりたいこと（目標）は

メモ　　　　　　　　　　　　　　　　　　　　　　　　昨日の目標は　　　　　　○
　　　　　　　　　　　　　　　　　　　　　　　　　　達成できた？　　⊗　　△
　　　　　　　　　　　　　　　　　　　　　　　　　　　　　　　　　　　　×

月　　　　日（金）　天気（　　　　　　　）　体重（　　　　　）kg　食事（　朝　　昼　　晩　）
　　　　　　　　　　睡眠（起床　　　：　　　就寝　　　：　　　）　運動（　　　　　　　　　）

①今日の体調は

②今日会った人は

③今日ストレスに感じたことは

④今日反省することは

⑤今日よかった（うまくいった）ことは

⑥今日感動したことは

⑦明日やりたいこと（目標）は

メモ　　　　　　　　　　　　　　　　　　　　　　　　昨日の目標は　　　　　　○
　　　　　　　　　　　　　　　　　　　　　　　　　　達成できた？　　⊗　　△
　　　　　　　　　　　　　　　　　　　　　　　　　　　　　　　　　　　　×

月　　　　日（土）　天気（　　　　　）　体重（　　　　）kg　食事（　朝　　昼　　晩　）
　　　　　　　　　　睡眠（起床　　　：　　　就寝　　　：　　）運動（　　　　　　　　　）

①今日の体調は

②今日会った人は

③今日ストレスに感じたことは

④今日反省することは

⑤今日よかった（うまくいった）ことは

⑥今日感動したことは

⑦明日やりたいこと（目標）は

メモ　　　　　　　　　　　　　　　　　　　　　　　昨日の目標は　　⊗　　○
　　　　　　　　　　　　　　　　　　　　　　　　　達成できた？　　　　　△
　　　　　　　　　　　　　　　　　　　　　　　　　　　　　　　　　　　×

月　　　　日（日）　天気（　　　　　）　体重（　　　　）kg　食事（　朝　　昼　　晩　）
　　　　　　　　　　睡眠（起床　　　：　　　就寝　　　：　　）運動（　　　　　　　　　）

①今日の体調は

②今日会った人は

③今日ストレスに感じたことは

④今日反省することは

⑤今日よかった（うまくいった）ことは

⑥今日感動したことは

⑦明日やりたいこと（目標）は

メモ　　　　　　　　　　　　　　　　　　　　　　　昨日の目標は　　⊗　　○
　　　　　　　　　　　　　　　　　　　　　　　　　達成できた？　　　　　△
　　　　　　　　　　　　　　　　　　　　　　　　　　　　　　　　　　　×

34 週間目

〈目標〉　　　　　　　　　　　　　　〈予定〉

月（　月　日）	：
火（　月　日）	：
水（　月　日）	：
木（　月　日）	：
金（　月　日）	：
土（　月　日）	：
日（　月　日）	：

メモ

**　　月　　日（月）**　天気（　　　　）　体重（　　　　）kg　食事（ 朝　昼　晩 ）
睡眠（起床　　：　　就寝　　：　　）運動（　　　　　）

①今日の体調は

②今日会った人は

③今日ストレスに感じたことは

④今日反省することは

⑤今日よかった（うまくいった）ことは

⑥今日感動したことは

⑦明日やりたいこと（目標）は

メモ

昨日の目標は
達成できた？ ○
△
×

月　　　　日（火）　天気（　　　　　　）　体重（　　　　　）kg　食事（　朝　　昼　　晩　）
　　　　　　　　　　睡眠（起床　　　　:　　　就寝　　　　:　　　）運動（　　　　　　　　　）

①今日の体調は

②今日会った人は

③今日ストレスに感じたことは

④今日反省することは

⑤今日よかった（うまくいった）ことは

⑥今日感動したことは

⑦明日やりたいこと（目標）は

メモ　　　　　　　　　　　　　　　　　　　　　　　　　昨日の目標は　　　⊗　　○
　　　　　　　　　　　　　　　　　　　　　　　　　　　達成できた？　　　　　　△
　　　　　　　　　　　　　　　　　　　　　　　　　　　　　　　　　　　　　　　×

月　　　　日（水）　天気（　　　　　　）　体重（　　　　　）kg　食事（　朝　　昼　　晩　）
　　　　　　　　　　睡眠（起床　　　　:　　　就寝　　　　:　　　）運動（　　　　　　　　　）

①今日の体調は

②今日会った人は

③今日ストレスに感じたことは

④今日反省することは

⑤今日よかった（うまくいった）ことは

⑥今日感動したことは

⑦明日やりたいこと（目標）は

メモ　　　　　　　　　　　　　　　　　　　　　　　　　昨日の目標は　　　⊗　　○
　　　　　　　　　　　　　　　　　　　　　　　　　　　達成できた？　　　　　　△
　　　　　　　　　　　　　　　　　　　　　　　　　　　　　　　　　　　　　　　×

145

月　　　日（木）　天気（　　　　　）　体重（　　　　）kg　食事（　朝　　昼　　晩　）
　　　　　　　　　　　　　睡眠（起床　　：　　就寝　　：　　）運動（　　　　　　　　）

①今日の体調は

②今日会った人は

③今日ストレスに感じたことは

④今日反省することは

⑤今日よかった（うまくいった）ことは

⑥今日感動したことは

⑦明日やりたいこと（目標）は

メモ　　　　　　　　　　　　　　　　　　　　　　　　昨日の目標は　　　　　　　○
　　　　　　　　　　　　　　　　　　　　　　　　　　達成できた？　　⊗　　　△
　　　　　　　　　　　　　　　　　　　　　　　　　　　　　　　　　　　　　　×

　　　月　　　日（金）　天気（　　　　　）　体重（　　　　）kg　食事（　朝　　昼　　晩　）
　　　　　　　　　　　　　睡眠（起床　　：　　就寝　　：　　）運動（　　　　　　　　）

①今日の体調は

②今日会った人は

③今日ストレスに感じたことは

④今日反省することは

⑤今日よかった（うまくいった）ことは

⑥今日感動したことは

⑦明日やりたいこと（目標）は

メモ　　　　　　　　　　　　　　　　　　　　　　　　昨日の目標は　　　　　　　○
　　　　　　　　　　　　　　　　　　　　　　　　　　達成できた？　　⊗　　　△
　　　　　　　　　　　　　　　　　　　　　　　　　　　　　　　　　　　　　　×

146

月　　　日（土）　天気（　　　　）　体重（　　　）kg　食事（　朝　　昼　　晩　）
　　　　　　　　　　睡眠（起床　　：　　　就寝　　：　　　）運動（　　　　　　　）

①今日の体調は

②今日会った人は

③今日ストレスに感じたことは

④今日反省することは

⑤今日よかった（うまくいった）ことは

⑥今日感動したことは

⑦明日やりたいこと（目標）は

メモ　　　　　　　　　　　　　　　　　　　　　　　　昨日の目標は　　　⊗　　○
　　　　　　　　　　　　　　　　　　　　　　　　　　達成できた？　　　　　　△
　　　　　　　　　　　　　　　　　　　　　　　　　　　　　　　　　　　　　×

月　　　日（日）　天気（　　　　）　体重（　　　）kg　食事（　朝　　昼　　晩　）
　　　　　　　　　　睡眠（起床　　：　　　就寝　　：　　　）運動（　　　　　　　）

①今日の体調は

②今日会った人は

③今日ストレスに感じたことは

④今日反省することは

⑤今日よかった（うまくいった）ことは

⑥今日感動したことは

⑦明日やりたいこと（目標）は

メモ　　　　　　　　　　　　　　　　　　　　　　　　昨日の目標は　　　⊗　　○
　　　　　　　　　　　　　　　　　　　　　　　　　　達成できた？　　　　　　△
　　　　　　　　　　　　　　　　　　　　　　　　　　　　　　　　　　　　　×

年（　　月　　日〜　　月　　日）の目標と予定

〈目標〉　　　　　　　　　　〈予定〉

	〈目標〉	〈予定〉
月（　月　日）		：
火（　月　日）		：
水（　月　日）		：
木（　月　日）		：
金（　月　日）		：
土（　月　日）		：
日（　月　日）		：
メモ		

　　　　月　　　日（月）　天気（　　　　　）　体重（　　　　）kg　食事（　朝　　昼　　晩　）
　　　　　　　　　　　　　　　睡眠（起床　　　：　　　就寝　　　：　　　）運動（　　　　　　　　）

①今日の体調は

②今日会った人は

③今日ストレスに感じたことは

④今日反省することは

⑤今日よかった（うまくいった）ことは

⑥今日感動したことは

⑦明日やりたいこと（目標）は

メモ　　　　　　　　　　　　　　　　　　　昨日の目標は　　　⊠　　○
　　　　　　　　　　　　　　　　　　　　　達成できた？　　　　　　△
　　　　　　　　　　　　　　　　　　　　　　　　　　　　　　　　　×

148

月　　　日（火）　天気（　　　　　）　体重（　　　　　）kg　食事（　朝　　昼　　晩　）
　　　　　　　　　　睡眠（起床　　：　　就寝　　：　　）　運動（　　　　　　　）

①今日の体調は

②今日会った人は

③今日ストレスに感じたことは

④今日反省することは

⑤今日よかった（うまくいった）ことは

⑥今日感動したことは

⑦明日やりたいこと（目標）は

メモ　　　　　　　　　　　　　　　　　　　　　　　昨日の目標は　　　　　○
　　　　　　　　　　　　　　　　　　　　　　　　　達成できた？　　　　　△
　　　　　　　　　　　　　　　　　　　　　　　　　　　　　　　　　　　　×

月　　　日（水）　天気（　　　　　）　体重（　　　　　）kg　食事（　朝　　昼　　晩　）
　　　　　　　　　　睡眠（起床　　：　　就寝　　：　　）　運動（　　　　　　　）

①今日の体調は

②今日会った人は

③今日ストレスに感じたことは

④今日反省することは

⑤今日よかった（うまくいった）ことは

⑥今日感動したことは

⑦明日やりたいこと（目標）は

メモ　　　　　　　　　　　　　　　　　　　　　　　昨日の目標は　　　　　○
　　　　　　　　　　　　　　　　　　　　　　　　　達成できた？　　　　　△
　　　　　　　　　　　　　　　　　　　　　　　　　　　　　　　　　　　　×

月　　　日（木）　天気（　　　　　）　体重（　　　　）kg　食事（　朝　　昼　　晩　）
　　　　　　　　　　睡眠（起床　　：　　就寝　　：　　）運動（　　　　　　　）

①今日の体調は

②今日会った人は

③今日ストレスに感じたことは

④今日反省することは

⑤今日よかった（うまくいった）ことは

⑥今日感動したことは

⑦明日やりたいこと（目標）は

メモ　　　　　　　　　　　　　　　　　　　　　　昨日の目標は　　　　　　○
　　　　　　　　　　　　　　　　　　　　　　　　達成できた？　　　　　　△
　　　　　　　　　　　　　　　　　　　　　　　　　　　　　　　　　　　　×

月　　　日（金）　天気（　　　　　）　体重（　　　　）kg　食事（　朝　　昼　　晩　）
　　　　　　　　　　睡眠（起床　　：　　就寝　　：　　）運動（　　　　　　　）

①今日の体調は

②今日会った人は

③今日ストレスに感じたことは

④今日反省することは

⑤今日よかった（うまくいった）ことは

⑥今日感動したことは

⑦明日やりたいこと（目標）は

メモ　　　　　　　　　　　　　　　　　　　　　　昨日の目標は　　　　　　○
　　　　　　　　　　　　　　　　　　　　　　　　達成できた？　　　　　　△
　　　　　　　　　　　　　　　　　　　　　　　　　　　　　　　　　　　　×

月　　　　日（土）　天気（　　　　）　体重（　　　）kg　食事（　朝　　昼　　晩　）
　　　　　　　　　　睡眠（起床　　：　　就寝　　：　　）運動（　　　　　　　）

①今日の体調は

②今日会った人は

③今日ストレスに感じたことは

④今日反省することは

⑤今日よかった（うまくいった）ことは

⑥今日感動したことは

⑦明日やりたいこと（目標）は

メモ　　　　　　　　　　　　　　　　　　　　　　昨日の目標は　　　　　○
　　　　　　　　　　　　　　　　　　　　　　　　達成できた？　　　　　△
　　　　　　　　　　　　　　　　　　　　　　　　　　　　　　　　　　×

月　　　　日（日）　天気（　　　　）　体重（　　　）kg　食事（　朝　　昼　　晩　）
　　　　　　　　　　睡眠（起床　　：　　就寝　　：　　）運動（　　　　　　　）

①今日の体調は

②今日会った人は

③今日ストレスに感じたことは

④今日反省することは

⑤今日よかった（うまくいった）ことは

⑥今日感動したことは

⑦明日やりたいこと（目標）は

メモ　　　　　　　　　　　　　　　　　　　　　　昨日の目標は　　　　　○
　　　　　　　　　　　　　　　　　　　　　　　　達成できた？　　　　　△
　　　　　　　　　　　　　　　　　　　　　　　　　　　　　　　　　　×

151

36 週間目

年（　　月　　日～　　月　　日）の目標と予定

〈目標〉　　　　　　　　　　　　　〈予定〉

	〈目標〉	〈予定〉
月（　月　日）		:
火（　月　日）		:
水（　月　日）		:
木（　月　日）		:
金（　月　日）		:
土（　月　日）		:
日（　月　日）		:
メモ		

**　　月　　日（月）**　天気（　　　　　）　体重（　　　　）kg　食事（　朝　昼　晩　）
　　　　　　　　　　睡眠（起床　　：　　就寝　　：　　）運動（　　　　　　　）

①今日の体調は

②今日会った人は

③今日ストレスに感じたことは

④今日反省することは

⑤今日よかった（うまくいった）ことは

⑥今日感動したことは

⑦明日やりたいこと（目標）は

メモ

昨日の目標は
達成できた？　　◯　△　×

月　　　日（火）　天気（　　　　　）　体重（　　　　）kg　食事（　朝　　昼　　晩　）
　　　　　　　　　　　睡眠（起床　　　：　　　就寝　　　：　　　）　運動（　　　　　　　）

①今日の体調は

②今日会った人は

③今日ストレスに感じたことは

④今日反省することは

⑤今日よかった（うまくいった）ことは

⑥今日感動したことは

⑦明日やりたいこと（目標）は

メモ　　　　　　　　　　　　　　　　　　　　　昨日の目標は　　　　○
　　　　　　　　　　　　　　　　　　　　　　　達成できた？　　　　△
　　　　　　　　　　　　　　　　　　　　　　　　　　　　　　　　　×

月　　　日（水）　天気（　　　　　）　体重（　　　　）kg　食事（　朝　　昼　　晩　）
　　　　　　　　　　　睡眠（起床　　　：　　　就寝　　　：　　　）　運動（　　　　　　　）

①今日の体調は

②今日会った人は

③今日ストレスに感じたことは

④今日反省することは

⑤今日よかった（うまくいった）ことは

⑥今日感動したことは

⑦明日やりたいこと（目標）は

メモ　　　　　　　　　　　　　　　　　　　　　昨日の目標は　　　　○
　　　　　　　　　　　　　　　　　　　　　　　達成できた？　　　　△
　　　　　　　　　　　　　　　　　　　　　　　　　　　　　　　　　×

月　　　　日（木）　天気（　　　　　）　体重（　　　　）kg　食事（　朝　　昼　　晩　）
　　　　　　　　　　　睡眠（起床　　：　　就寝　　：　　）　運動（　　　　　　　　　）

①今日の体調は

②今日会った人は

③今日ストレスに感じたことは

④今日反省することは

⑤今日よかった（うまくいった）ことは

⑥今日感動したことは

⑦明日やりたいこと（目標）は

メモ　　　　　　　　　　　　　　　　　　　　　　　　昨日の目標は　　　　　　○
　　　　　　　　　　　　　　　　　　　　　　　　　　達成できた？　　⊗　　△
　　　　　　　　　　　　　　　　　　　　　　　　　　　　　　　　　　　　　×

月　　　　日（金）　天気（　　　　　）　体重（　　　　）kg　食事（　朝　　昼　　晩　）
　　　　　　　　　　　睡眠（起床　　：　　就寝　　：　　）　運動（　　　　　　　　　）

①今日の体調は

②今日会った人は

③今日ストレスに感じたことは

④今日反省することは

⑤今日よかった（うまくいった）ことは

⑥今日感動したことは

⑦明日やりたいこと（目標）は

メモ　　　　　　　　　　　　　　　　　　　　　　　　昨日の目標は　　　　　　○
　　　　　　　　　　　　　　　　　　　　　　　　　　達成できた？　　⊗　　△
　　　　　　　　　　　　　　　　　　　　　　　　　　　　　　　　　　　　　×

月　　　　日（土）　天気（　　　　　　）　体重（　　　　）kg　食事（　朝　　昼　　晩　）
　　　　　　　　　　　睡眠（起床　　　：　　就寝　　　：　　）　運動（　　　　　　　　）

①今日の体調は

②今日会った人は

③今日ストレスに感じたことは

④今日反省することは

⑤今日よかった（うまくいった）ことは

⑥今日感動したことは

⑦明日やりたいこと（目標）は

メモ　　　　　　　　　　　　　　　　　　　　　　　　　昨日の目標は　　⊗　　○
　　　　　　　　　　　　　　　　　　　　　　　　　　　達成できた？　　　　　△
　　　　　　　　　　　　　　　　　　　　　　　　　　　　　　　　　　　　　×

月　　　　日（日）　天気（　　　　　　）　体重（　　　　）kg　食事（　朝　　昼　　晩　）
　　　　　　　　　　　睡眠（起床　　　：　　就寝　　　：　　）　運動（　　　　　　　　）

①今日の体調は

②今日会った人は

③今日ストレスに感じたことは

④今日反省することは

⑤今日よかった（うまくいった）ことは

⑥今日感動したことは

⑦明日やりたいこと（目標）は

メモ　　　　　　　　　　　　　　　　　　　　　　　　　昨日の目標は　　⊗　　○
　　　　　　　　　　　　　　　　　　　　　　　　　　　達成できた？　　　　　△
　　　　　　　　　　　　　　　　　　　　　　　　　　　　　　　　　　　　　×

年（　　月　　日〜　　月　　日）の目標と予定

〈目標〉　　　　　　　　　　　〈予定〉

月（　　月　　日）　　　　　　　　　　　　：

火（　　月　　日）　　　　　　　　　　　　：

水（　　月　　日）　　　　　　　　　　　　：

木（　　月　　日）　　　　　　　　　　　　：

金（　　月　　日）　　　　　　　　　　　　：

土（　　月　　日）　　　　　　　　　　　　：

日（　　月　　日）　　　　　　　　　　　　：

メモ

　　　月　　　日（月）　天気（　　　　）　体重（　　　）kg　食事（　朝　　昼　　晩　）
　　　　　　　　　　　　　睡眠（起床　　：　　就寝　　：　　）運動（　　　　　　　）

①今日の体調は

②今日会った人は

③今日ストレスに感じたことは

④今日反省することは

⑤今日よかった（うまくいった）ことは

⑥今日感動したことは

⑦明日やりたいこと（目標）は

メモ

昨日の目標は
達成できた？　　〇△✕

月　　　日（火）　天気（　　　　）　体重（　　　）kg　食事（　朝　　昼　　晩　）
　　　　　　　　　　睡眠（起床　　　：　　就寝　　　：　　）運動（　　　　　　　　）

①今日の体調は

②今日会った人は

③今日ストレスに感じたことは

④今日反省することは

⑤今日よかった（うまくいった）ことは

⑥今日感動したことは

⑦明日やりたいこと（目標）は

メモ　　　　　　　　　　　　　　　　　　　　　　昨日の目標は　　　　　　○
　　　　　　　　　　　　　　　　　　　　　　　　達成できた？　　　　　　△
　　　　　　　　　　　　　　　　　　　　　　　　　　　　　　　　　　　　×

月　　　日（水）　天気（　　　　）　体重（　　　）kg　食事（　朝　　昼　　晩　）
　　　　　　　　　　睡眠（起床　　　：　　就寝　　　：　　）運動（　　　　　　　　）

①今日の体調は

②今日会った人は

③今日ストレスに感じたことは

④今日反省することは

⑤今日よかった（うまくいった）ことは

⑥今日感動したことは

⑦明日やりたいこと（目標）は

メモ　　　　　　　　　　　　　　　　　　　　　　昨日の目標は　　　　　　○
　　　　　　　　　　　　　　　　　　　　　　　　達成できた？　　　　　　△
　　　　　　　　　　　　　　　　　　　　　　　　　　　　　　　　　　　　×

月　　　　日（木）　天気（　　　　）　体重（　　　）kg　食事（　朝　　昼　　晩　）
　　　　　　　　　　　　　睡眠（起床　　：　　就寝　　：　　）運動（　　　　　　　）

①今日の体調は

②今日会った人は

③今日ストレスに感じたことは

④今日反省することは

⑤今日よかった（うまくいった）ことは

⑥今日感動したことは

⑦明日やりたいこと（目標）は

メモ　　　　　　　　　　　　　　　　　　　　　　　昨日の目標は　　☒　　○
　　　　　　　　　　　　　　　　　　　　　　　　　達成できた？　　　　　△
　　　　　　　　　　　　　　　　　　　　　　　　　　　　　　　　　　　　×

　　　月　　　　日（金）　天気（　　　　）　体重（　　　）kg　食事（　朝　　昼　　晩　）
　　　　　　　　　　　　　睡眠（起床　　：　　就寝　　：　　）運動（　　　　　　　）

①今日の体調は

②今日会った人は

③今日ストレスに感じたことは

④今日反省することは

⑤今日よかった（うまくいった）ことは

⑥今日感動したことは

⑦明日やりたいこと（目標）は

メモ　　　　　　　　　　　　　　　　　　　　　　　昨日の目標は　　☒　　○
　　　　　　　　　　　　　　　　　　　　　　　　　達成できた？　　　　　△
　　　　　　　　　　　　　　　　　　　　　　　　　　　　　　　　　　　　×

月　　　　日（土）　天気（　　　　）　体重（　　　　）kg　食事（　朝　　昼　　晩　）
　　　　　　　　　　睡眠（起床　　　:　　就寝　　　:　　　）運動（　　　　　　　　）

①今日の体調は

②今日会った人は

③今日ストレスに感じたことは

④今日反省することは

⑤今日よかった（うまくいった）ことは

⑥今日感動したことは

⑦明日やりたいこと（目標）は

メモ　　　　　　　　　　　　　　　　　　　　　　　昨日の目標は　　　　　　○
　　　　　　　　　　　　　　　　　　　　　　　　　達成できた？　　　　　　△
　　　　　　　　　　　　　　　　　　　　　　　　　　　　　　　　　　　　　×

月　　　　日（日）　天気（　　　　）　体重（　　　　）kg　食事（　朝　　昼　　晩　）
　　　　　　　　　　睡眠（起床　　　:　　就寝　　　:　　　）運動（　　　　　　　　）

①今日の体調は

②今日会った人は

③今日ストレスに感じたことは

④今日反省することは

⑤今日よかった（うまくいった）ことは

⑥今日感動したことは

⑦明日やりたいこと（目標）は

メモ　　　　　　　　　　　　　　　　　　　　　　　昨日の目標は　　　　　　○
　　　　　　　　　　　　　　　　　　　　　　　　　達成できた？　　　　　　△
　　　　　　　　　　　　　　　　　　　　　　　　　　　　　　　　　　　　　×

年（　　月　　日～　　月　　日）の目標と予定

〈目標〉　　　　　　　　　　　　　　〈予定〉

	〈目標〉	〈予定〉
月（　月　日）		：
火（　月　日）		：
水（　月　日）		：
木（　月　日）		：
金（　月　日）		：
土（　月　日）		：
日（　月　日）		：
メモ		

　　　　　　月　　　　日（月）　天気（　　　　　）　体重（　　　　）kg　食事（　朝　　昼　　晩　）
　　　　　　　　　　　　　　　　睡眠（起床　　：　　就寝　　：　　）運動（　　　　　　　　）

①今日の体調は

②今日会った人は

③今日ストレスに感じたことは

④今日反省することは

⑤今日よかった（うまくいった）ことは

⑥今日感動したことは

⑦明日やりたいこと（目標）は

メモ　　　　　　　　　　　　　　　　　　　　　　　　　昨日の目標は　　　　　　○
　　　　　　　　　　　　　　　　　　　　　　　　　　　達成できた？　　　　　　△
　　　　　　　　　　　　　　　　　　　　　　　　　　　　　　　　　　　　　　　×

月　　　日（火）　天気（　　　　　）　体重（　　　　）kg　食事（　朝　　昼　　晩　）
　　　　　　　　　　睡眠（起床　　　：　　　就寝　　　：　　　）　運動（　　　　　　　　）

①今日の体調は

②今日会った人は

③今日ストレスに感じたことは

④今日反省することは

⑤今日よかった（うまくいった）ことは

⑥今日感動したことは

⑦明日やりたいこと（目標）は

メモ　　　　　　　　　　　　　　　　　　　　　　　　　昨日の目標は　　　　　　○
　　　　　　　　　　　　　　　　　　　　　　　　　　　達成できた？　　　　　　△
　　　　　　　　　　　　　　　　　　　　　　　　　　　　　　　　　　　　　　　×

月　　　日（水）　天気（　　　　　）　体重（　　　　）kg　食事（　朝　　昼　　晩　）
　　　　　　　　　　睡眠（起床　　　：　　　就寝　　　：　　　）　運動（　　　　　　　　）

①今日の体調は

②今日会った人は

③今日ストレスに感じたことは

④今日反省することは

⑤今日よかった（うまくいった）ことは

⑥今日感動したことは

⑦明日やりたいこと（目標）は

メモ　　　　　　　　　　　　　　　　　　　　　　　　　昨日の目標は　　　　　　○
　　　　　　　　　　　　　　　　　　　　　　　　　　　達成できた？　　　　　　△
　　　　　　　　　　　　　　　　　　　　　　　　　　　　　　　　　　　　　　　×

月　　　日（木）　天気（　　　　　）　体重（　　　）kg　食事（　朝　　昼　　晩　）
　　　　　　　　　　睡眠（起床　　：　　就寝　　：　　）　運動（　　　　　　　）

①今日の体調は

②今日会った人は

③今日ストレスに感じたことは

④今日反省することは

⑤今日よかった（うまくいった）ことは

⑥今日感動したことは

⑦明日やりたいこと（目標）は

メモ　　　　　　　　　　　　　　　　　　　　昨日の目標は　　　　　　○
　　　　　　　　　　　　　　　　　　　　　　達成できた？　　　　　　△
　　　　　　　　　　　　　　　　　　　　　　　　　　　　　　　　　　×

月　　　日（金）　天気（　　　　　）　体重（　　　）kg　食事（　朝　　昼　　晩　）
　　　　　　　　　　睡眠（起床　　：　　就寝　　：　　）　運動（　　　　　　　）

①今日の体調は

②今日会った人は

③今日ストレスに感じたことは

④今日反省することは

⑤今日よかった（うまくいった）ことは

⑥今日感動したことは

⑦明日やりたいこと（目標）は

メモ　　　　　　　　　　　　　　　　　　　　昨日の目標は　　　　　　○
　　　　　　　　　　　　　　　　　　　　　　達成できた？　　　　　　△
　　　　　　　　　　　　　　　　　　　　　　　　　　　　　　　　　　×

月　　　　日（土）　天気（　　　　　）　体重（　　　　）kg　食事（　朝　　昼　　晩　）
　　　　　　　　　　　　　　睡眠（起床　　：　　就寝　　：　　）運動（　　　　　　　　）

①今日の体調は

②今日会った人は

③今日ストレスに感じたことは

④今日反省することは

⑤今日よかった（うまくいった）ことは

⑥今日感動したことは

⑦明日やりたいこと（目標）は

メモ　　　　　　　　　　　　　　　　　　　　　　　昨日の目標は　　　　　〇
　　　　　　　　　　　　　　　　　　　　　　　　達成できた？　　　　　△
　　　　　　　　　　　　　　　　　　　　　　　　　　　　　　　　　　　✕

　　　月　　　　日（日）　天気（　　　　　）　体重（　　　　）kg　食事（　朝　　昼　　晩　）
　　　　　　　　　　　　　　睡眠（起床　　：　　就寝　　：　　）運動（　　　　　　　　）

①今日の体調は

②今日会った人は

③今日ストレスに感じたことは

④今日反省することは

⑤今日よかった（うまくいった）ことは

⑥今日感動したことは

⑦明日やりたいこと（目標）は

メモ　　　　　　　　　　　　　　　　　　　　　　　昨日の目標は　　　　　〇
　　　　　　　　　　　　　　　　　　　　　　　　達成できた？　　　　　△
　　　　　　　　　　　　　　　　　　　　　　　　　　　　　　　　　　　✕

39 週間目

年（　　月　　日〜　　月　　日）の目標と予定

〈目標〉　　　　　　　　　　〈予定〉

月（　月　　日）		：
火（　月　　日）		：
水（　月　　日）		：
木（　月　　日）		：
金（　月　　日）		：
土（　月　　日）		：
日（　月　　日）		：
メモ		

　　　月　　　日（月）　天気（　　　　）　体重（　　　　）kg　食事（　朝　　昼　　晩　）
　　　　　　　　　　　　睡眠（起床　　：　　就寝　　：　　）運動（　　　　　　　　）

①今日の体調は

②今日会った人は

③今日ストレスに感じたことは

④今日反省することは

⑤今日よかった（うまくいった）ことは

⑥今日感動したことは

⑦明日やりたいこと（目標）は

メモ

昨日の目標は
達成できた？
○
△
×

月　　　日（火）　天気（　　　　　）　体重（　　　　）kg　食事（　朝　　昼　　晩　）
　　　　　　　　　　　睡眠（起床　　：　　就寝　　：　　）運動（　　　　　　　　）

①今日の体調は

②今日会った人は

③今日ストレスに感じたことは

④今日反省することは

⑤今日よかった（うまくいった）ことは

⑥今日感動したことは

⑦明日やりたいこと（目標）は

メモ　　　　　　　　　　　　　　　　　　　　昨日の目標は　　　　　　○
　　　　　　　　　　　　　　　　　　　　　　達成できた？　　　　　　△
　　　　　　　　　　　　　　　　　　　　　　　　　　　　　　　　　　×

月　　　日（水）　天気（　　　　　）　体重（　　　　）kg　食事（　朝　　昼　　晩　）
　　　　　　　　　　　睡眠（起床　　：　　就寝　　：　　）運動（　　　　　　　　）

①今日の体調は

②今日会った人は

③今日ストレスに感じたことは

④今日反省することは

⑤今日よかった（うまくいった）ことは

⑥今日感動したことは

⑦明日やりたいこと（目標）は

メモ　　　　　　　　　　　　　　　　　　　　昨日の目標は　　　　　　○
　　　　　　　　　　　　　　　　　　　　　　達成できた？　　　　　　△
　　　　　　　　　　　　　　　　　　　　　　　　　　　　　　　　　　×

165

月　　　　日（木）　天気（　　　　　）　体重（　　　　　）kg　食事（　朝　　昼　　晩　）
　　　　　　　　　　睡眠（起床　　　：　　　就寝　　　：　　　）運動（　　　　　　　　　）

①今日の体調は

②今日会った人は

③今日ストレスに感じたことは

④今日反省することは

⑤今日よかった（うまくいった）ことは

⑥今日感動したことは

⑦明日やりたいこと（目標）は

メモ　　　　　　　　　　　　　　　　　　　　　　　　　　昨日の目標は　　　⊗　　○
　　　　　　　　　　　　　　　　　　　　　　　　　　　　達成できた？　　　　　　△
　　　　　　　　　　　　　　　　　　　　　　　　　　　　　　　　　　　　　　　×

月　　　　日（金）　天気（　　　　　）　体重（　　　　　）kg　食事（　朝　　昼　　晩　）
　　　　　　　　　　睡眠（起床　　　：　　　就寝　　　：　　　）運動（　　　　　　　　　）

①今日の体調は

②今日会った人は

③今日ストレスに感じたことは

④今日反省することは

⑤今日よかった（うまくいった）ことは

⑥今日感動したことは

⑦明日やりたいこと（目標）は

メモ　　　　　　　　　　　　　　　　　　　　　　　　　　昨日の目標は　　　⊗　　○
　　　　　　　　　　　　　　　　　　　　　　　　　　　　達成できた？　　　　　　△
　　　　　　　　　　　　　　　　　　　　　　　　　　　　　　　　　　　　　　　×

月　　　日（土）　天気（　　　　）　体重（　　　　）kg　食事（　朝　　昼　　晩　）
　　　　　　　　　　睡眠（起床　　：　　　就寝　　：　　　）　運動（　　　　　　　）

①今日の体調は

②今日会った人は

③今日ストレスに感じたことは

④今日反省することは

⑤今日よかった（うまくいった）ことは

⑥今日感動したことは

⑦明日やりたいこと（目標）は

メモ　　　　　　　　　　　　　　　　　　　昨日の目標は　　　　　　○
　　　　　　　　　　　　　　　　　　　　　達成できた？　　⊗　　△
　　　　　　　　　　　　　　　　　　　　　　　　　　　　　　　　×

月　　　日（日）　天気（　　　　）　体重（　　　　）kg　食事（　朝　　昼　　晩　）
　　　　　　　　　　睡眠（起床　　：　　　就寝　　：　　　）　運動（　　　　　　　）

①今日の体調は

②今日会った人は

③今日ストレスに感じたことは

④今日反省することは

⑤今日よかった（うまくいった）ことは

⑥今日感動したことは

⑦明日やりたいこと（目標）は

メモ　　　　　　　　　　　　　　　　　　　昨日の目標は　　　　　　○
　　　　　　　　　　　　　　　　　　　　　達成できた？　　⊗　　△
　　　　　　　　　　　　　　　　　　　　　　　　　　　　　　　　×

40 週間目

年（　　月　　日〜　　月　　日）の目標と予定

〈目標〉　　　　　　　　　　〈予定〉

月（　月　　日）		：
火（　月　　日）		：
水（　月　　日）		：
木（　月　　日）		：
金（　月　　日）		：
土（　月　　日）		：
日（　月　　日）		：

メモ

月　　　　日（月）　天気（　　　　）　体重（　　　　）kg　食事（　朝　　昼　　晩　）
睡眠（起床　　：　　就寝　　：　　）運動（　　　　　　　）

①今日の体調は

②今日会った人は

③今日ストレスに感じたことは

④今日反省することは

⑤今日よかった（うまくいった）ことは

⑥今日感動したことは

⑦明日やりたいこと（目標）は

メモ

昨日の目標は
達成できた？　□　○△×

月　　　日（火）　天気（　　　　　）　体重（　　　）kg　食事（　朝　　昼　　晩　）
　　　　　　　　　　睡眠（起床　　：　　就寝　　：　　）運動（　　　　　　　　）

①今日の体調は

②今日会った人は

③今日ストレスに感じたことは

④今日反省することは

⑤今日よかった（うまくいった）ことは

⑥今日感動したことは

⑦明日やりたいこと（目標）は

メモ　　　　　　　　　　　　　　　　　　　　　　昨日の目標は　　　　　　　○
　　　　　　　　　　　　　　　　　　　　　　　　達成できた？　　　　　　　△
　　　　　　　　　　　　　　　　　　　　　　　　　　　　　　　　　　　　　×

月　　　日（水）　天気（　　　　　）　体重（　　　）kg　食事（　朝　　昼　　晩　）
　　　　　　　　　　睡眠（起床　　：　　就寝　　：　　）運動（　　　　　　　　）

①今日の体調は

②今日会った人は

③今日ストレスに感じたことは

④今日反省することは

⑤今日よかった（うまくいった）ことは

⑥今日感動したことは

⑦明日やりたいこと（目標）は

メモ　　　　　　　　　　　　　　　　　　　　　　昨日の目標は　　　　　　　○
　　　　　　　　　　　　　　　　　　　　　　　　達成できた？　　　　　　　△
　　　　　　　　　　　　　　　　　　　　　　　　　　　　　　　　　　　　　×

月　　　　日（木）　天気（　　　　　）　体重（　　　　）kg　食事（　朝　　昼　　晩　）
　　　　　　　　　　　睡眠（起床　　：　　就寝　　：　　）　運動（　　　　　　　　）

①今日の体調は

②今日会った人は

③今日ストレスに感じたことは

④今日反省することは

⑤今日よかった（うまくいった）ことは

⑥今日感動したことは

⑦明日やりたいこと（目標）は

メモ　　　　　　　　　　　　　　　　　　　　　　　昨日の目標は　　　　　〇
　　　　　　　　　　　　　　　　　　　　　　　　　達成できた？　　　　　△
　　　　　　　　　　　　　　　　　　　　　　　　　　　　　　　　　　　　×

月　　　　日（金）　天気（　　　　　）　体重（　　　　）kg　食事（　朝　　昼　　晩　）
　　　　　　　　　　　睡眠（起床　　：　　就寝　　：　　）　運動（　　　　　　　　）

①今日の体調は

②今日会った人は

③今日ストレスに感じたことは

④今日反省することは

⑤今日よかった（うまくいった）ことは

⑥今日感動したことは

⑦明日やりたいこと（目標）は

メモ　　　　　　　　　　　　　　　　　　　　　　　昨日の目標は　　　　　〇
　　　　　　　　　　　　　　　　　　　　　　　　　達成できた？　　　　　△
　　　　　　　　　　　　　　　　　　　　　　　　　　　　　　　　　　　　×

170

月　　　日（土）　天気（　　　　　）　体重（　　　）kg　食事（　朝　　昼　　晩　）
　　　　　　　　　　睡眠（起床　　：　　　就寝　　：　　）運動（　　　　　　　　）

①今日の体調は

②今日会った人は

③今日ストレスに感じたことは

④今日反省することは

⑤今日よかった（うまくいった）ことは

⑥今日感動したことは

⑦明日やりたいこと（目標）は

メモ　　　　　　　　　　　　　　　　　　　　　　　昨日の目標は　　　　　　○
　　　　　　　　　　　　　　　　　　　　　　　　　達成できた？　　　　　　△
　　　　　　　　　　　　　　　　　　　　　　　　　　　　　　　　　　　　　×

月　　　日（日）　天気（　　　　　）　体重（　　　）kg　食事（　朝　　昼　　晩　）
　　　　　　　　　　睡眠（起床　　：　　　就寝　　：　　）運動（　　　　　　　　）

①今日の体調は

②今日会った人は

③今日ストレスに感じたことは

④今日反省することは

⑤今日よかった（うまくいった）ことは

⑥今日感動したことは

⑦明日やりたいこと（目標）は

メモ　　　　　　　　　　　　　　　　　　　　　　　昨日の目標は　　　　　　○
　　　　　　　　　　　　　　　　　　　　　　　　　達成できた？　　　　　　△
　　　　　　　　　　　　　　　　　　　　　　　　　　　　　　　　　　　　　×

41 週間目

	〈目標〉	〈予定〉
月（　月　　日）		：
火（　月　　日）		：
水（　月　　日）		：
木（　月　　日）		：
金（　月　　日）		：
土（　月　　日）		：
日（　月　　日）		：

メモ

**　　月　　　日（月）**　　天気（　　　　　）　体重（　　　　）kg　食事（　朝　　昼　　晩　）
睡眠（起床　　：　　就寝　　：　　）運動（　　　　　　　）

①今日の体調は

②今日会った人は

③今日ストレスに感じたことは

④今日反省することは

⑤今日よかった（うまくいった）ことは

⑥今日感動したことは

⑦明日やりたいこと（目標）は

メモ

昨日の目標は
達成できた？　　○△×

月　　　日（火）　天気（　　　　）　体重（　　　）kg　食事（　朝　　昼　　晩　）
　　　　　　　　　　睡眠（起床　　：　　就寝　　：　　）運動（　　　　　　）

①今日の体調は

②今日会った人は

③今日ストレスに感じたことは

④今日反省することは

⑤今日よかった（うまくいった）ことは

⑥今日感動したことは

⑦明日やりたいこと（目標）は

メモ　　　　　　　　　　　　　　　　　　　　　　昨日の目標は　　🔲　○
　　　　　　　　　　　　　　　　　　　　　　　　達成できた？　　　　△
　　　　　　　　　　　　　　　　　　　　　　　　　　　　　　　　　　×

月　　　日（水）　天気（　　　　）　体重（　　　）kg　食事（　朝　　昼　　晩　）
　　　　　　　　　　睡眠（起床　　：　　就寝　　：　　）運動（　　　　　　）

①今日の体調は

②今日会った人は

③今日ストレスに感じたことは

④今日反省することは

⑤今日よかった（うまくいった）ことは

⑥今日感動したことは

⑦明日やりたいこと（目標）は

メモ　　　　　　　　　　　　　　　　　　　　　　昨日の目標は　　🔲　○
　　　　　　　　　　　　　　　　　　　　　　　　達成できた？　　　　△
　　　　　　　　　　　　　　　　　　　　　　　　　　　　　　　　　　×

月　　　日（木）　天気（　　　　）　体重（　　　　）kg　食事（　朝　　昼　　晩　）
　　　　　　　　　　睡眠（起床　　：　　就寝　　：　　）運動（　　　　　　　）

①今日の体調は

②今日会った人は

③今日ストレスに感じたことは

④今日反省することは

⑤今日よかった（うまくいった）ことは

⑥今日感動したことは

⑦明日やりたいこと（目標）は

メモ　　　　　　　　　　　　　　　　　　　　　　　　昨日の目標は　　　　　○
　　　　　　　　　　　　　　　　　　　　　　　　　　達成できた？　　　　　△
　　　　　　　　　　　　　　　　　　　　　　　　　　　　　　　　　　　　　×

月　　　日（金）　天気（　　　　）　体重（　　　　）kg　食事（　朝　　昼　　晩　）
　　　　　　　　　　睡眠（起床　　：　　就寝　　：　　）運動（　　　　　　　）

①今日の体調は

②今日会った人は

③今日ストレスに感じたことは

④今日反省することは

⑤今日よかった（うまくいった）ことは

⑥今日感動したことは

⑦明日やりたいこと（目標）は

メモ　　　　　　　　　　　　　　　　　　　　　　　　昨日の目標は　　　　　○
　　　　　　　　　　　　　　　　　　　　　　　　　　達成できた？　　　　　△
　　　　　　　　　　　　　　　　　　　　　　　　　　　　　　　　　　　　　×

月　　　日（土）　天気（　　　　）　体重（　　　）kg　食事（　朝　　昼　　晩　）
　　　　　　　　　　睡眠（起床　　　：　　就寝　　　：　　）運動（　　　　　　　）

①今日の体調は

②今日会った人は

③今日ストレスに感じたことは

④今日反省することは

⑤今日よかった（うまくいった）ことは

⑥今日感動したことは

⑦明日やりたいこと（目標）は

メモ　　　　　　　　　　　　　　　　　　　　　昨日の目標は　　　　　　○
　　　　　　　　　　　　　　　　　　　　　　　達成できた？　　　　　　△
　　　　　　　　　　　　　　　　　　　　　　　　　　　　　　　　　　　×

月　　　日（日）　天気（　　　　）　体重（　　　）kg　食事（　朝　　昼　　晩　）
　　　　　　　　　　睡眠（起床　　　：　　就寝　　　：　　）運動（　　　　　　　）

①今日の体調は

②今日会った人は

③今日ストレスに感じたことは

④今日反省することは

⑤今日よかった（うまくいった）ことは

⑥今日感動したことは

⑦明日やりたいこと（目標）は

メモ　　　　　　　　　　　　　　　　　　　　　昨日の目標は　　　　　　○
　　　　　　　　　　　　　　　　　　　　　　　達成できた？　　　　　　△
　　　　　　　　　　　　　　　　　　　　　　　　　　　　　　　　　　　×

42 週間目

	〈目標〉	〈予定〉
月（　月　　日）		：
火（　月　　日）		：
水（　月　　日）		：
木（　月　　日）		：
金（　月　　日）		：
土（　月　　日）		：
日（　月　　日）		：

メモ

**　　月　　　日（月）**　　天気（　　　　　）　体重（　　　　　）kg　食事（　朝　　昼　　晩　）
　　　　　　　　　　　　睡眠（起床　　：　　就寝　　：　　）運動（　　　　　　　　）

①今日の体調は

②今日会った人は

③今日ストレスに感じたことは

④今日反省することは

⑤今日よかった（うまくいった）ことは

⑥今日感動したことは

⑦明日やりたいこと（目標）は

メモ

昨日の目標は
達成できた？　　　○　△　×

月　　　　日 (火)　天気 (　　　　　)　体重 (　　　　) kg　食事 (　朝　　昼　　晩　)
　　　　　　　　　　　　睡眠 (起床　　　：　　就寝　　　：　　)　運動 (　　　　　　　　)

①今日の体調は

②今日会った人は

③今日ストレスに感じたことは

④今日反省することは

⑤今日よかった (うまくいった) ことは

⑥今日感動したことは

⑦明日やりたいこと (目標) は

メモ　　　　　　　　　　　　　　　　　　　　　　　昨日の目標は　　　　　　　○
　　　　　　　　　　　　　　　　　　　　　　　　達成できた?　　　　　　　△
　　　　　　　　　　　　　　　　　　　　　　　　　　　　　　　　　　　　×

月　　　　日 (水)　天気 (　　　　　)　体重 (　　　　) kg　食事 (　朝　　昼　　晩　)
　　　　　　　　　　　　睡眠 (起床　　　：　　就寝　　　：　　)　運動 (　　　　　　　　)

①今日の体調は

②今日会った人は

③今日ストレスに感じたことは

④今日反省することは

⑤今日よかった (うまくいった) ことは

⑥今日感動したことは

⑦明日やりたいこと (目標) は

メモ　　　　　　　　　　　　　　　　　　　　　　　昨日の目標は　　　　　　　○
　　　　　　　　　　　　　　　　　　　　　　　　達成できた?　　　　　　　△
　　　　　　　　　　　　　　　　　　　　　　　　　　　　　　　　　　　　×

177

月　　　　日（木）　天気（　　　　　）　体重（　　　　）kg　食事（　朝　　昼　　晩　）
　　　　　　　　　　　睡眠（起床　　　：　　　就寝　　　：　　　）運動（　　　　　　　　）

①今日の体調は

②今日会った人は

③今日ストレスに感じたことは

④今日反省することは

⑤今日よかった（うまくいった）ことは

⑥今日感動したことは

⑦明日やりたいこと（目標）は

メモ　　　　　　　　　　　　　　　　　　　　　　　　　　昨日の目標は　　　　　　○
　　　　　　　　　　　　　　　　　　　　　　　　　　　　達成できた？　　　　　　△
　　　　　　　　　　　　　　　　　　　　　　　　　　　　　　　　　　　　　　　×

月　　　　日（金）　天気（　　　　　）　体重（　　　　）kg　食事（　朝　　昼　　晩　）
　　　　　　　　　　　睡眠（起床　　　：　　　就寝　　　：　　　）運動（　　　　　　　　）

①今日の体調は

②今日会った人は

③今日ストレスに感じたことは

④今日反省することは

⑤今日よかった（うまくいった）ことは

⑥今日感動したことは

⑦明日やりたいこと（目標）は

メモ　　　　　　　　　　　　　　　　　　　　　　　　　　昨日の目標は　　　　　　○
　　　　　　　　　　　　　　　　　　　　　　　　　　　　達成できた？　　　　　　△
　　　　　　　　　　　　　　　　　　　　　　　　　　　　　　　　　　　　　　　×

月　　　日（土）　天気（　　　　　）　体重（　　　　）kg　食事（　朝　　昼　　晩　）
　　　　　　　　　　睡眠（起床　　：　　就寝　　：　　）運動（　　　　　　　　）

①今日の体調は

②今日会った人は

③今日ストレスに感じたことは

④今日反省することは

⑤今日よかった（うまくいった）ことは

⑥今日感動したことは

⑦明日やりたいこと（目標）は

メモ　　　　　　　　　　　　　　　　　　　　　昨日の目標は　　　　　　○
　　　　　　　　　　　　　　　　　　　　　　　達成できた？　　　　　　△
　　　　　　　　　　　　　　　　　　　　　　　　　　　　　　　　　　　×

月　　　日（日）　天気（　　　　　）　体重（　　　　）kg　食事（　朝　　昼　　晩　）
　　　　　　　　　　睡眠（起床　　：　　就寝　　：　　）運動（　　　　　　　　）

①今日の体調は

②今日会った人は

③今日ストレスに感じたことは

④今日反省することは

⑤今日よかった（うまくいった）ことは

⑥今日感動したことは

⑦明日やりたいこと（目標）は

メモ　　　　　　　　　　　　　　　　　　　　　昨日の目標は　　　　　　○
　　　　　　　　　　　　　　　　　　　　　　　達成できた？　　　　　　△
　　　　　　　　　　　　　　　　　　　　　　　　　　　　　　　　　　　×

179

年（　　月　　日〜　　月　　日）の目標と予定

〈目標〉　　　　　　　　　　　　〈予定〉

月（　月　日）		：
火（　月　日）		：
水（　月　日）		：
木（　月　日）		：
金（　月　日）		：
土（　月　日）		：
日（　月　日）		：

メモ

月　　　日（月）　　天気（　　　　）　体重（　　　）kg　食事（　朝　昼　晩　）
睡眠（起床　　：　　就寝　　：　　）運動（　　　　　　　）

①今日の体調は

②今日会った人は

③今日ストレスに感じたことは

④今日反省することは

⑤今日よかった（うまくいった）ことは

⑥今日感動したことは

⑦明日やりたいこと（目標）は

メモ

昨日の目標は
達成できた？　　☒　　○
　　　　　　　　　　△
　　　　　　　　　　×

月　　　　日（火）　天気（　　　　　）　体重（　　　　）kg　食事（　朝　　昼　　晩　）
　　　　　　　　　　　　　　睡眠（起床　　　:　　　就寝　　　:　　　）　運動（　　　　　　　）

①今日の体調は

②今日会った人は

③今日ストレスに感じたことは

④今日反省することは

⑤今日よかった（うまくいった）ことは

⑥今日感動したことは

⑦明日やりたいこと（目標）は

メモ　　　　　　　　　　　　　　　　　　　　　　　昨日の目標は　　☒　　○
　　　　　　　　　　　　　　　　　　　　　　　　　達成できた？　　　　△
　　　　　　　　　　　　　　　　　　　　　　　　　　　　　　　　　　　×

　　　月　　　　日（水）　天気（　　　　　）　体重（　　　　）kg　食事（　朝　　昼　　晩　）
　　　　　　　　　　　　　　睡眠（起床　　　:　　　就寝　　　:　　　）　運動（　　　　　　　）

①今日の体調は

②今日会った人は

③今日ストレスに感じたことは

④今日反省することは

⑤今日よかった（うまくいった）ことは

⑥今日感動したことは

⑦明日やりたいこと（目標）は

メモ　　　　　　　　　　　　　　　　　　　　　　　昨日の目標は　　☒　　○
　　　　　　　　　　　　　　　　　　　　　　　　　達成できた？　　　　△
　　　　　　　　　　　　　　　　　　　　　　　　　　　　　　　　　　　×

月　　　　日（木）　天気（　　　　　）　体重（　　　　　）kg　食事（　朝　　昼　　晩　）
　　　　　　　　　　　　　　睡眠（起床　　：　　　就寝　　：　　　）　運動（　　　　　　　　　）

①今日の体調は

②今日会った人は

③今日ストレスに感じたことは

④今日反省することは

⑤今日よかった（うまくいった）ことは

⑥今日感動したことは

⑦明日やりたいこと（目標）は

メモ　　　　　　　　　　　　　　　　　　　　　　　　　昨日の目標は　　　　　　○
　　　　　　　　　　　　　　　　　　　　　　　　　　　達成できた？　　　　　　△
　　　　　　　　　　　　　　　　　　　　　　　　　　　　　　　　　　　　　　　×

　　　月　　　　日（金）　天気（　　　　　）　体重（　　　　　）kg　食事（　朝　　昼　　晩　）
　　　　　　　　　　　　　　睡眠（起床　　：　　　就寝　　：　　　）　運動（　　　　　　　　　）

①今日の体調は

②今日会った人は

③今日ストレスに感じたことは

④今日反省することは

⑤今日よかった（うまくいった）ことは

⑥今日感動したことは

⑦明日やりたいこと（目標）は

メモ　　　　　　　　　　　　　　　　　　　　　　　　　昨日の目標は　　　　　　○
　　　　　　　　　　　　　　　　　　　　　　　　　　　達成できた？　　　　　　△
　　　　　　　　　　　　　　　　　　　　　　　　　　　　　　　　　　　　　　　×

182

月　　　　日（土）　天気（　　　　　　　）　体重（　　　　）kg　食事（　朝　　昼　　晩　）
　　　　　　　　　　睡眠（起床　　：　　就寝　　：　　）運動（　　　　　　　　　　）

①今日の体調は

②今日会った人は

③今日ストレスに感じたことは

④今日反省することは

⑤今日よかった（うまくいった）ことは

⑥今日感動したことは

⑦明日やりたいこと（目標）は

メモ　　　　　　　　　　　　　　　　　　　　　　　昨日の目標は　　　　　　○
　　　　　　　　　　　　　　　　　　　　　　　　　達成できた？　　　　　　△
　　　　　　　　　　　　　　　　　　　　　　　　　　　　　　　　　　　　　×

月　　　　日（日）　天気（　　　　　　　）　体重（　　　　）kg　食事（　朝　　昼　　晩　）
　　　　　　　　　　睡眠（起床　　：　　就寝　　：　　）運動（　　　　　　　　　　）

①今日の体調は

②今日会った人は

③今日ストレスに感じたことは

④今日反省することは

⑤今日よかった（うまくいった）ことは

⑥今日感動したことは

⑦明日やりたいこと（目標）は

メモ　　　　　　　　　　　　　　　　　　　　　　　昨日の目標は　　　　　　○
　　　　　　　　　　　　　　　　　　　　　　　　　達成できた？　　　　　　△
　　　　　　　　　　　　　　　　　　　　　　　　　　　　　　　　　　　　　×

44 週間目

〈目標〉　　　　　　　　　　　　　　　〈予定〉

月（　月　　日）　　　　　　　　　　　　　：

火（　月　　日）　　　　　　　　　　　　　：

水（　月　　日）　　　　　　　　　　　　　：

木（　月　　日）　　　　　　　　　　　　　：

金（　月　　日）　　　　　　　　　　　　　：

土（　月　　日）　　　　　　　　　　　　　：

日（　月　　日）　　　　　　　　　　　　　：

メモ

　　月　　　日（月）　天気（　　　　）　体重（　　　　）kg　食事（　朝　　昼　　晩　）
　　　　　　　　　　　　　睡眠（起床　　：　　就寝　　：　　）　運動（　　　　　　　）

①今日の体調は

②今日会った人は

③今日ストレスに感じたことは

④今日反省することは

⑤今日よかった（うまくいった）ことは

⑥今日感動したことは

⑦明日やりたいこと（目標）は

メモ

昨日の目標は
達成できた？　[　]　○
　　　　　　　　　△
　　　　　　　　　×

月　　　日（火）　天気（　　　　）　体重（　　　）kg　食事（　朝　　昼　　晩　）
　　　　　　　　　　睡眠（起床　　：　　就寝　　：　　）運動（　　　　　　　）

①今日の体調は

②今日会った人は

③今日ストレスに感じたことは

④今日反省することは

⑤今日よかった（うまくいった）ことは

⑥今日感動したことは

⑦明日やりたいこと（目標）は

メモ　　　　　　　　　　　　　　　　　　　　　　　　　昨日の目標は　　　　　　○
　　　　　　　　　　　　　　　　　　　　　　　　　　　達成できた？　　　　　　△
　　　　　　　　　　　　　　　　　　　　　　　　　　　　　　　　　　　　　　　×

月　　　日（水）　天気（　　　　）　体重（　　　）kg　食事（　朝　　昼　　晩　）
　　　　　　　　　　睡眠（起床　　：　　就寝　　：　　）運動（　　　　　　　）

①今日の体調は

②今日会った人は

③今日ストレスに感じたことは

④今日反省することは

⑤今日よかった（うまくいった）ことは

⑥今日感動したことは

⑦明日やりたいこと（目標）は

メモ　　　　　　　　　　　　　　　　　　　　　　　　　昨日の目標は　　　　　　○
　　　　　　　　　　　　　　　　　　　　　　　　　　　達成できた？　　　　　　△
　　　　　　　　　　　　　　　　　　　　　　　　　　　　　　　　　　　　　　　×

185

月　　　日（木）　天気（　　　　）　体重（　　　）kg　食事（　朝　　昼　　晩　）
　　　　　　　　　　睡眠（起床　　　：　　　就寝　　　：　　）運動（　　　　　　　）

①今日の体調は

②今日会った人は

③今日ストレスに感じたことは

④今日反省することは

⑤今日よかった（うまくいった）ことは

⑥今日感動したことは

⑦明日やりたいこと（目標）は

メモ　　　　　　　　　　　　　　　　　　　　　昨日の目標は　　　　　○
　　　　　　　　　　　　　　　　　　　　　　　達成できた？　　　　　△
　　　　　　　　　　　　　　　　　　　　　　　　　　　　　　　　　　×

月　　　日（金）　天気（　　　　）　体重（　　　）kg　食事（　朝　　昼　　晩　）
　　　　　　　　　　睡眠（起床　　　：　　　就寝　　　：　　）運動（　　　　　　　）

①今日の体調は

②今日会った人は

③今日ストレスに感じたことは

④今日反省することは

⑤今日よかった（うまくいった）ことは

⑥今日感動したことは

⑦明日やりたいこと（目標）は

メモ　　　　　　　　　　　　　　　　　　　　　昨日の目標は　　　　　○
　　　　　　　　　　　　　　　　　　　　　　　達成できた？　　　　　△
　　　　　　　　　　　　　　　　　　　　　　　　　　　　　　　　　　×

月　　　　日（土）　天気（　　　　　）　体重（　　　　）kg　食事（　朝　　昼　　晩　）
　　　　　　　　　　　睡眠（起床　　：　　就寝　　：　　）運動（　　　　　　　　）

①今日の体調は

②今日会った人は

③今日ストレスに感じたことは

④今日反省することは

⑤今日よかった（うまくいった）ことは

⑥今日感動したことは

⑦明日やりたいこと（目標）は

メモ　　　　　　　　　　　　　　　　　　　　　　　　　昨日の目標は　　　　　　○
　　　　　　　　　　　　　　　　　　　　　　　　　　　達成できた？　　　　　　△
　　　　　　　　　　　　　　　　　　　　　　　　　　　　　　　　　　　　　　×

月　　　　日（日）　天気（　　　　　）　体重（　　　　）kg　食事（　朝　　昼　　晩　）
　　　　　　　　　　　睡眠（起床　　：　　就寝　　：　　）運動（　　　　　　　　）

①今日の体調は

②今日会った人は

③今日ストレスに感じたことは

④今日反省することは

⑤今日よかった（うまくいった）ことは

⑥今日感動したことは

⑦明日やりたいこと（目標）は

メモ　　　　　　　　　　　　　　　　　　　　　　　　　昨日の目標は　　　　　　○
　　　　　　　　　　　　　　　　　　　　　　　　　　　達成できた？　　　　　　△
　　　　　　　　　　　　　　　　　　　　　　　　　　　　　　　　　　　　　　×

45 週間目

〈目標〉　　　　　　　　　　〈予定〉

	〈目標〉	〈予定〉
月（　月　　日）		：
火（　月　　日）		：
水（　月　　日）		：
木（　月　　日）		：
金（　月　　日）		：
土（　月　　日）		：
日（　月　　日）		：

メモ

月　　　日（月）　　天気（　　　　　）　体重（　　　　　）kg　食事（　朝　　昼　　晩　）
睡眠（起床　　：　　就寝　　：　　）　運動（　　　　　　　）

①今日の体調は

②今日会った人は

③今日ストレスに感じたことは

④今日反省することは

⑤今日よかった（うまくいった）ことは

⑥今日感動したことは

⑦明日やりたいこと（目標）は

メモ

昨日の目標は
達成できた？　☒　○△×

月　　　　日 (火)　天気 (　　　　　)　体重 (　　　　) kg　食事 (　朝　　昼　　晩　)
　　　　　　　　　　　　睡眠 (起床　　　:　　　就寝　　　:　　　)　運動 (　　　　　　　　　)

①今日の体調は

②今日会った人は

③今日ストレスに感じたことは

④今日反省することは

⑤今日よかった (うまくいった) ことは

⑥今日感動したことは

⑦明日やりたいこと (目標) は

メモ　　　　　　　　　　　　　　　　　　　　　　　昨日の目標は　　　　　　○
　　　　　　　　　　　　　　　　　　　　　　　　　達成できた?　　　　　　△
　　　　　　　　　　　　　　　　　　　　　　　　　　　　　　　　　　　　　×

月　　　　日 (水)　天気 (　　　　　)　体重 (　　　　) kg　食事 (　朝　　昼　　晩　)
　　　　　　　　　　　　睡眠 (起床　　　:　　　就寝　　　:　　　)　運動 (　　　　　　　　　)

①今日の体調は

②今日会った人は

③今日ストレスに感じたことは

④今日反省することは

⑤今日よかった (うまくいった) ことは

⑥今日感動したことは

⑦明日やりたいこと (目標) は

メモ　　　　　　　　　　　　　　　　　　　　　　　昨日の目標は　　　　　　○
　　　　　　　　　　　　　　　　　　　　　　　　　達成できた?　　　　　　△
　　　　　　　　　　　　　　　　　　　　　　　　　　　　　　　　　　　　　×

| 月   日（木） | 天気（　　　　　）　体重（　　　　　）kg　食事（　朝　　昼　　晩　） |
| | 睡眠（起床　　：　　　就寝　　：　　）運動（　　　　　　　） |

①今日の体調は

②今日会った人は

③今日ストレスに感じたことは

④今日反省することは

⑤今日よかった（うまくいった）ことは

⑥今日感動したことは

⑦明日やりたいこと（目標）は

メモ

昨日の目標は
達成できた？　⊠　○
　　　　　　　　△
　　　　　　　　×

| 月   日（金） | 天気（　　　　　）　体重（　　　　　）kg　食事（　朝　　昼　　晩　） |
| | 睡眠（起床　　：　　　就寝　　：　　）運動（　　　　　　　） |

①今日の体調は

②今日会った人は

③今日ストレスに感じたことは

④今日反省することは

⑤今日よかった（うまくいった）ことは

⑥今日感動したことは

⑦明日やりたいこと（目標）は

メモ

昨日の目標は
達成できた？　⊠　○
　　　　　　　　△
　　　　　　　　×

月　　　　日（土）　天気（　　　　）　体重（　　　　）kg　食事（　朝　　昼　　晩　）
　　　　　　　　　　　　　睡眠（起床　　　：　　就寝　　　：　　）運動（　　　　　　　）

①今日の体調は

②今日会った人は

③今日ストレスに感じたことは

④今日反省することは

⑤今日よかった（うまくいった）ことは

⑥今日感動したことは

⑦明日やりたいこと（目標）は

メモ　　　　　　　　　　　　　　　　　　　　　　　　昨日の目標は　　　　　　○
　　　　　　　　　　　　　　　　　　　　　　　　　　達成できた？　　　　　　△
　　　　　　　　　　　　　　　　　　　　　　　　　　　　　　　　　　　　　　×

　　　月　　　　日（日）　天気（　　　　）　体重（　　　　）kg　食事（　朝　　昼　　晩　）
　　　　　　　　　　　　　睡眠（起床　　　：　　就寝　　　：　　）運動（　　　　　　　）

①今日の体調は

②今日会った人は

③今日ストレスに感じたことは

④今日反省することは

⑤今日よかった（うまくいった）ことは

⑥今日感動したことは

⑦明日やりたいこと（目標）は

メモ　　　　　　　　　　　　　　　　　　　　　　　　昨日の目標は　　　　　　○
　　　　　　　　　　　　　　　　　　　　　　　　　　達成できた？　　　　　　△
　　　　　　　　　　　　　　　　　　　　　　　　　　　　　　　　　　　　　　×

年（　　月　　日〜　　月　　日）の目標と予定

〈目標〉　　　　　　　　　　　〈予定〉

月（　月　　日）　　　　　　　　　：

火（　月　　日）　　　　　　　　　：

水（　月　　日）　　　　　　　　　：

木（　月　　日）　　　　　　　　　：

金（　月　　日）　　　　　　　　　：

土（　月　　日）　　　　　　　　　：

日（　月　　日）　　　　　　　　　：

メモ

月　　　日（月）　天気（　　　　）　体重（　　　　）kg　食事（　朝　　昼　　晩　）
　　　　　　　　　　睡眠（起床　　：　　就寝　　：　　）運動（　　　　　　　　）

①今日の体調は

②今日会った人は

③今日ストレスに感じたことは

④今日反省することは

⑤今日よかった（うまくいった）ことは

⑥今日感動したことは

⑦明日やりたいこと（目標）は

メモ

昨日の目標は
達成できた？　☒　○ △ ×

　　　　月　　　　日（火）　天気（　　　　　）　体重（　　　　）kg　食事（　朝　　昼　　晩　）
　　　　　　　　　　　　　　睡眠（起床　　　：　　就寝　　　：　　）運動（　　　　　　　）

①今日の体調は

②今日会った人は

③今日ストレスに感じたことは

④今日反省することは

⑤今日よかった（うまくいった）ことは

⑥今日感動したことは

⑦明日やりたいこと（目標）は

メモ　　　　　　　　　　　　　　　　　　　　　　　　昨日の目標は　　　⊗　　○
　　　　　　　　　　　　　　　　　　　　　　　　　　達成できた？　　　　　　△
　　　　　　　　　　　　　　　　　　　　　　　　　　　　　　　　　　　　　×

　　　　月　　　　日（水）　天気（　　　　　）　体重（　　　　）kg　食事（　朝　　昼　　晩　）
　　　　　　　　　　　　　　睡眠（起床　　　：　　就寝　　　：　　）運動（　　　　　　　）

①今日の体調は

②今日会った人は

③今日ストレスに感じたことは

④今日反省することは

⑤今日よかった（うまくいった）ことは

⑥今日感動したことは

⑦明日やりたいこと（目標）は

メモ　　　　　　　　　　　　　　　　　　　　　　　　昨日の目標は　　　⊗　　○
　　　　　　　　　　　　　　　　　　　　　　　　　　達成できた？　　　　　　△
　　　　　　　　　　　　　　　　　　　　　　　　　　　　　　　　　　　　　×

月　　　日（木）　天気（　　　　　）　体重（　　　）kg　食事（　朝　　昼　　晩　）
　　　　　　　　　　睡眠（起床　　：　　就寝　　：　　）運動（　　　　　　　　）

①今日の体調は

②今日会った人は

③今日ストレスに感じたことは

④今日反省することは

⑤今日よかった（うまくいった）ことは

⑥今日感動したことは

⑦明日やりたいこと（目標）は

メモ　　　　　　　　　　　　　　　　　　　　　　　　昨日の目標は　⊗　○
　　　　　　　　　　　　　　　　　　　　　　　　　　達成できた？　　△
　　　　　　　　　　　　　　　　　　　　　　　　　　　　　　　　　×

月　　　日（金）　天気（　　　　　）　体重（　　　）kg　食事（　朝　　昼　　晩　）
　　　　　　　　　　睡眠（起床　　：　　就寝　　：　　）運動（　　　　　　　　）

①今日の体調は

②今日会った人は

③今日ストレスに感じたことは

④今日反省することは

⑤今日よかった（うまくいった）ことは

⑥今日感動したことは

⑦明日やりたいこと（目標）は

メモ　　　　　　　　　　　　　　　　　　　　　　　　昨日の目標は　⊗　○
　　　　　　　　　　　　　　　　　　　　　　　　　　達成できた？　　△
　　　　　　　　　　　　　　　　　　　　　　　　　　　　　　　　　×

月	日（土）	天気（　　　　　）	体重（　　　　　）kg	食事（　朝　　昼　　晩　）
		睡眠（起床　　：　　就寝　　：　　）		運動（　　　　　　　）

①今日の体調は

②今日会った人は

③今日ストレスに感じたことは

④今日反省することは

⑤今日よかった（うまくいった）ことは

⑥今日感動したことは

⑦明日やりたいこと（目標）は

メモ

昨日の目標は
達成できた？　☒　○
△
×

月	日（日）	天気（　　　　　）	体重（　　　　　）kg	食事（　朝　　昼　　晩　）
		睡眠（起床　　：　　就寝　　：　　）		運動（　　　　　　　）

①今日の体調は

②今日会った人は

③今日ストレスに感じたことは

④今日反省することは

⑤今日よかった（うまくいった）ことは

⑥今日感動したことは

⑦明日やりたいこと（目標）は

メモ

昨日の目標は
達成できた？　☒　○
△
×

年（　　月　　日〜　　月　　日）の目標と予定

〈目標〉　　　　　　　　　　　〈予定〉

月（　月　　日）　　　　　　　　　　：

火（　月　　日）　　　　　　　　　　：

水（　月　　日）　　　　　　　　　　：

木（　月　　日）　　　　　　　　　　：

金（　月　　日）　　　　　　　　　　：

土（　月　　日）　　　　　　　　　　：

日（　月　　日）　　　　　　　　　　：

メモ

月　　　　日（月）　天気（　　　　）　体重（　　　　）kg　食事（　朝　　昼　　晩　）
　　　　　　　　　　睡眠（起床　　：　　就寝　　：　　）運動（　　　　　　　）

①今日の体調は

②今日会った人は

③今日ストレスに感じたことは

④今日反省することは

⑤今日よかった（うまくいった）ことは

⑥今日感動したことは

⑦明日やりたいこと（目標）は

メモ　　　　　　　　　　　　　　　　　昨日の目標は　　☒　　○
　　　　　　　　　　　　　　　　　　　達成できた？　　　　　△
　　　　　　　　　　　　　　　　　　　　　　　　　　　　　　×

　　　　月　　　　日（火）　天気（　　　　　）　体重（　　　　）kg　食事（　朝　　昼　　晩　）
　　　　　　　　　　　　　　睡眠（起床　　：　　就寝　　：　　）運動（　　　　　　　　）

①今日の体調は

②今日会った人は

③今日ストレスに感じたことは

④今日反省することは

⑤今日よかった（うまくいった）ことは

⑥今日感動したことは

⑦明日やりたいこと（目標）は

メモ　　　　　　　　　　　　　　　　　　　　　　　　　昨日の目標は　　□　　○
　　　　　　　　　　　　　　　　　　　　　　　　　　　達成できた？　　　　△
　　　　　　　　　　　　　　　　　　　　　　　　　　　　　　　　　　　　　×

　　　　月　　　　日（水）　天気（　　　　　）　体重（　　　　）kg　食事（　朝　　昼　　晩　）
　　　　　　　　　　　　　　睡眠（起床　　：　　就寝　　：　　）運動（　　　　　　　　）

①今日の体調は

②今日会った人は

③今日ストレスに感じたことは

④今日反省することは

⑤今日よかった（うまくいった）ことは

⑥今日感動したことは

⑦明日やりたいこと（目標）は

メモ　　　　　　　　　　　　　　　　　　　　　　　　　昨日の目標は　　□　　○
　　　　　　　　　　　　　　　　　　　　　　　　　　　達成できた？　　　　△
　　　　　　　　　　　　　　　　　　　　　　　　　　　　　　　　　　　　　×

月　　　　日（木）	天気（　　　　　）　体重（　　　　）kg　食事（　朝　　昼　　晩　）
	睡眠（起床　　：　　就寝　　：　　）運動（　　　　　　　）

①今日の体調は

②今日会った人は

③今日ストレスに感じたことは

④今日反省することは

⑤今日よかった（うまくいった）ことは

⑥今日感動したことは

⑦明日やりたいこと（目標）は

メモ　　　　　　　　　　　　　　　　　　　　　　　　昨日の目標は　　☒　　○
　　　　　　　　　　　　　　　　　　　　　　　　　達成できた？　　　　　△
　　　　　　　　　　　　　　　　　　　　　　　　　　　　　　　　　　　×

月　　　　日（金）	天気（　　　　　）　体重（　　　　）kg　食事（　朝　　昼　　晩　）
	睡眠（起床　　：　　就寝　　：　　）運動（　　　　　　　）

①今日の体調は

②今日会った人は

③今日ストレスに感じたことは

④今日反省することは

⑤今日よかった（うまくいった）ことは

⑥今日感動したことは

⑦明日やりたいこと（目標）は

メモ　　　　　　　　　　　　　　　　　　　　　　　　昨日の目標は　　☒　　○
　　　　　　　　　　　　　　　　　　　　　　　　　達成できた？　　　　　△
　　　　　　　　　　　　　　　　　　　　　　　　　　　　　　　　　　　×

月　　　　日（土）　天気（　　　　　　）　体重（　　　　）kg　食事（　朝　　昼　　晩　）
　　　　　　　　　　　睡眠（起床　　：　　　就寝　　：　　）　運動（　　　　　　　　　）

①今日の体調は

②今日会った人は

③今日ストレスに感じたことは

④今日反省することは

⑤今日よかった（うまくいった）ことは

⑥今日感動したことは

⑦明日やりたいこと（目標）は

メモ　　　　　　　　　　　　　　　　　　　　　　　　昨日の目標は　　　　　　○
　　　　　　　　　　　　　　　　　　　　　　　　　　達成できた？　　🗙　　△
　　　　　　　　　　　　　　　　　　　　　　　　　　　　　　　　　　　　　×

月　　　　日（日）　天気（　　　　　　）　体重（　　　　）kg　食事（　朝　　昼　　晩　）
　　　　　　　　　　　睡眠（起床　　：　　　就寝　　：　　）　運動（　　　　　　　　　）

①今日の体調は

②今日会った人は

③今日ストレスに感じたことは

④今日反省することは

⑤今日よかった（うまくいった）ことは

⑥今日感動したことは

⑦明日やりたいこと（目標）は

メモ　　　　　　　　　　　　　　　　　　　　　　　　昨日の目標は　　　　　　○
　　　　　　　　　　　　　　　　　　　　　　　　　　達成できた？　　🗙　　△
　　　　　　　　　　　　　　　　　　　　　　　　　　　　　　　　　　　　　×

48 週間目

年（　　月　　日〜　　月　　日）の目標と予定

	〈目標〉	〈予定〉
月（　月　　日）		:
火（　月　　日）		:
水（　月　　日）		:
木（　月　　日）		:
金（　月　　日）		:
土（　月　　日）		:
日（　月　　日）		:
メモ		

月　　　日（月）　天気（　　　　　）　体重（　　　　）kg　食事（　朝　　昼　　晩　）
睡眠（起床　　：　　就寝　　：　　）運動（　　　　　　　）

①今日の体調は

②今日会った人は

③今日ストレスに感じたことは

④今日反省することは

⑤今日よかった（うまくいった）ことは

⑥今日感動したことは

⑦明日やりたいこと（目標）は

メモ

昨日の目標は
達成できた？　　　○　△　×

200

月　　　日（火）	天気（　　　　　）	体重（　　　　　）kg	食事（　朝　　昼　　晩　）
	睡眠（起床　　　：　　　就寝　　　：　　　）		運動（　　　　　　　　　）

①今日の体調は

②今日会った人は

③今日ストレスに感じたことは

④今日反省することは

⑤今日よかった（うまくいった）ことは

⑥今日感動したことは

⑦明日やりたいこと（目標）は

メモ

昨日の目標は
達成できた？　　　　☒　　○
　　　　　　　　　　　　△
　　　　　　　　　　　　×

月　　　日（水）	天気（　　　　　）	体重（　　　　　）kg	食事（　朝　　昼　　晩　）
	睡眠（起床　　　：　　　就寝　　　：　　　）		運動（　　　　　　　　　）

①今日の体調は

②今日会った人は

③今日ストレスに感じたことは

④今日反省することは

⑤今日よかった（うまくいった）ことは

⑥今日感動したことは

⑦明日やりたいこと（目標）は

メモ

昨日の目標は
達成できた？　　　　☒　　○
　　　　　　　　　　　　△
　　　　　　　　　　　　×

月　　　　日（木）　天気（　　　　　　）　体重（　　　　）kg　食事（　朝　　昼　　晩　）
　　　　　　　　　　　睡眠（起床　　：　　就寝　　：　　）　運動（　　　　　　　　）

①今日の体調は

②今日会った人は

③今日ストレスに感じたことは

④今日反省することは

⑤今日よかった（うまくいった）ことは

⑥今日感動したことは

⑦明日やりたいこと（目標）は

メモ

昨日の目標は
達成できた？　⊗　　○
　　　　　　　　　△
　　　　　　　　　×

月　　　　日（金）　天気（　　　　　　）　体重（　　　　）kg　食事（　朝　　昼　　晩　）
　　　　　　　　　　　睡眠（起床　　：　　就寝　　：　　）　運動（　　　　　　　　）

①今日の体調は

②今日会った人は

③今日ストレスに感じたことは

④今日反省することは

⑤今日よかった（うまくいった）ことは

⑥今日感動したことは

⑦明日やりたいこと（目標）は

メモ

昨日の目標は
達成できた？　⊗　　○
　　　　　　　　　△
　　　　　　　　　×

月　　　　　日（土）　天気（　　　　　）　体重（　　　　）kg　食事（　朝　　昼　　晩　）
　　　　　　　　　　　　睡眠（起床　　　：　　　就寝　　　：　　）運動（　　　　　　　　）

①今日の体調は

②今日会った人は

③今日ストレスに感じたことは

④今日反省することは

⑤今日よかった（うまくいった）ことは

⑥今日感動したことは

⑦明日やりたいこと（目標）は

メモ　　　　　　　　　　　　　　　　　　　　　　　昨日の目標は　　　　　○
　　　　　　　　　　　　　　　　　　　　　　　　　達成できた？　　　　　△
　　　　　　　　　　　　　　　　　　　　　　　　　　　　　　　　　　　　×

月　　　　　日（日）　天気（　　　　　）　体重（　　　　）kg　食事（　朝　　昼　　晩　）
　　　　　　　　　　　　睡眠（起床　　　：　　　就寝　　　：　　）運動（　　　　　　　　）

①今日の体調は

②今日会った人は

③今日ストレスに感じたことは

④今日反省することは

⑤今日よかった（うまくいった）ことは

⑥今日感動したことは

⑦明日やりたいこと（目標）は

メモ　　　　　　　　　　　　　　　　　　　　　　　昨日の目標は　　　　　○
　　　　　　　　　　　　　　　　　　　　　　　　　達成できた？　　　　　△
　　　　　　　　　　　　　　　　　　　　　　　　　　　　　　　　　　　　×

49 週間目

年（　　月　　日〜　　月　　日）の目標と予定

〈目標〉　　　　　　　　　　　　〈予定〉

月（　月　　日）　　　　　　　　　　　：

火（　月　　日）　　　　　　　　　　　：

水（　月　　日）　　　　　　　　　　　：

木（　月　　日）　　　　　　　　　　　：

金（　月　　日）　　　　　　　　　　　：

土（　月　　日）　　　　　　　　　　　：

日（　月　　日）　　　　　　　　　　　：

メモ

月　　　　日（月）　天気（　　　　）　体重（　　　）kg　食事（　朝　　昼　　晩　）

睡眠（起床　　：　　就寝　　：　　）運動（　　　　　　　　）

①今日の体調は

②今日会った人は

③今日ストレスに感じたことは

④今日反省することは

⑤今日よかった（うまくいった）ことは

⑥今日感動したことは

⑦明日やりたいこと（目標）は

メモ

昨日の目標は
達成できた？　〇△×

月 日（火）	天気（ ）　体重（ ）kg　食事（　朝　　昼　　晩　）
	睡眠（起床　　　：　　就寝　　　：　　）運動（　　　　　　　）

①今日の体調は

②今日会った人は

③今日ストレスに感じたことは

④今日反省することは

⑤今日よかった（うまくいった）ことは

⑥今日感動したことは

⑦明日やりたいこと（目標）は

メモ　　　　　　　　　　　　　　　　　　　　　昨日の目標は　　　　　○
　　　　　　　　　　　　　　　　　　　　　　　達成できた？　　　　　△
　　　　　　　　　　　　　　　　　　　　　　　　　　　　　　　　　　×

月 日（水）	天気（ ）　体重（ ）kg　食事（　朝　　昼　　晩　）
	睡眠（起床　　　：　　就寝　　　：　　）運動（　　　　　　　）

①今日の体調は

②今日会った人は

③今日ストレスに感じたことは

④今日反省することは

⑤今日よかった（うまくいった）ことは

⑥今日感動したことは

⑦明日やりたいこと（目標）は

メモ　　　　　　　　　　　　　　　　　　　　　昨日の目標は　　　　　○
　　　　　　　　　　　　　　　　　　　　　　　達成できた？　　　　　△
　　　　　　　　　　　　　　　　　　　　　　　　　　　　　　　　　　×

月　　　　日（木）　天気（　　　　　）　体重（　　　　）kg　食事（　朝　　昼　　晩　）
　　　　　　　　　　　睡眠（起床　　　：　　就寝　　　：　　　）運動（　　　　　　　　）

①今日の体調は

②今日会った人は

③今日ストレスに感じたことは

④今日反省することは

⑤今日よかった（うまくいった）ことは

⑥今日感動したことは

⑦明日やりたいこと（目標）は

メモ　　　　　　　　　　　　　　　　　　　　　昨日の目標は　　　　　　○
　　　　　　　　　　　　　　　　　　　　　　　達成できた？　　　　　　△
　　　　　　　　　　　　　　　　　　　　　　　　　　　　　　　　　　　×

月　　　　日（金）　天気（　　　　　）　体重（　　　　）kg　食事（　朝　　昼　　晩　）
　　　　　　　　　　　睡眠（起床　　　：　　就寝　　　：　　　）運動（　　　　　　　　）

①今日の体調は

②今日会った人は

③今日ストレスに感じたことは

④今日反省することは

⑤今日よかった（うまくいった）ことは

⑥今日感動したことは

⑦明日やりたいこと（目標）は

メモ　　　　　　　　　　　　　　　　　　　　　昨日の目標は　　　　　　○
　　　　　　　　　　　　　　　　　　　　　　　達成できた？　　　　　　△
　　　　　　　　　　　　　　　　　　　　　　　　　　　　　　　　　　　×

月　　　　日（土）　天気（　　　　　）　体重（　　　　）kg　食事（　朝　　昼　　晩　）
　　　　　　　　　　睡眠（起床　　：　　就寝　　：　　）運動（　　　　　　　）

①今日の体調は

②今日会った人は

③今日ストレスに感じたことは

④今日反省することは

⑤今日よかった（うまくいった）ことは

⑥今日感動したことは

⑦明日やりたいこと（目標）は

メモ　　　　　　　　　　　　　　　　　　　　　昨日の目標は　　☒　　○
　　　　　　　　　　　　　　　　　　　　　　　達成できた？　　　　　△
　　　　　　　　　　　　　　　　　　　　　　　　　　　　　　　　　　×

月　　　　日（日）　天気（　　　　　）　体重（　　　　）kg　食事（　朝　　昼　　晩　）
　　　　　　　　　　睡眠（起床　　：　　就寝　　：　　）運動（　　　　　　　）

①今日の体調は

②今日会った人は

③今日ストレスに感じたことは

④今日反省することは

⑤今日よかった（うまくいった）ことは

⑥今日感動したことは

⑦明日やりたいこと（目標）は

メモ　　　　　　　　　　　　　　　　　　　　　昨日の目標は　　☒　　○
　　　　　　　　　　　　　　　　　　　　　　　達成できた？　　　　　△
　　　　　　　　　　　　　　　　　　　　　　　　　　　　　　　　　　×

年（　　月　　日～　　月　　日）の目標と予定

〈目標〉　　　　　　　　　　　　〈予定〉

月（　月　　日）　　　　　　　　　　　　：

火（　月　　日）　　　　　　　　　　　　：

水（　月　　日）　　　　　　　　　　　　：

木（　月　　日）　　　　　　　　　　　　：

金（　月　　日）　　　　　　　　　　　　：

土（　月　　日）　　　　　　　　　　　　：

日（　月　　日）　　　　　　　　　　　　：

メモ

月　　　　日（月）　天気（　　　　　）　体重（　　　　）kg　食事（　朝　　昼　　晩　）
　　　　　　　　　　　　睡眠（起床　　：　　就寝　　：　　）運動（　　　　　　　　）

①今日の体調は

②今日会った人は

③今日ストレスに感じたことは

④今日反省することは

⑤今日よかった（うまくいった）ことは

⑥今日感動したことは

⑦明日やりたいこと（目標）は

メモ

昨日の目標は
達成できた？　□　○　△　×

月　　　日（火）　天気（　　　　）　体重（　　　　）kg　食事（　朝　　昼　　晩　）
　　　　　　　　　睡眠（起床　　　：　　就寝　　　：　　）　運動（　　　　　　　　）

①今日の体調は

②今日会った人は

③今日ストレスに感じたことは

④今日反省することは

⑤今日よかった（うまくいった）ことは

⑥今日感動したことは

⑦明日やりたいこと（目標）は

メモ　　　　　　　　　　　　　　　　　　　　　昨日の目標は　　　　　　○
　　　　　　　　　　　　　　　　　　　　　　　達成できた？　　　　　　△
　　　　　　　　　　　　　　　　　　　　　　　　　　　　　　　　　　　×

月　　　日（水）　天気（　　　　）　体重（　　　　）kg　食事（　朝　　昼　　晩　）
　　　　　　　　　睡眠（起床　　　：　　就寝　　　：　　）　運動（　　　　　　　　）

①今日の体調は

②今日会った人は

③今日ストレスに感じたことは

④今日反省することは

⑤今日よかった（うまくいった）ことは

⑥今日感動したことは

⑦明日やりたいこと（目標）は

メモ　　　　　　　　　　　　　　　　　　　　　昨日の目標は　　　　　　○
　　　　　　　　　　　　　　　　　　　　　　　達成できた？　　　　　　△
　　　　　　　　　　　　　　　　　　　　　　　　　　　　　　　　　　　×

| 月　　　日（木） | 天気（　　　　　　） | 体重（　　　　）kg | 食事（　朝　　昼　　晩　） |
| | 睡眠（起床　　：　　　就寝　　：　　　） | | 運動（　　　　　　　） |

①今日の体調は

②今日会った人は

③今日ストレスに感じたことは

④今日反省することは

⑤今日よかった（うまくいった）ことは

⑥今日感動したことは

⑦明日やりたいこと（目標）は

メモ

昨日の目標は
達成できた？　　○　△　×

| 月　　　日（金） | 天気（　　　　　　） | 体重（　　　　）kg | 食事（　朝　　昼　　晩　） |
| | 睡眠（起床　　：　　　就寝　　：　　　） | | 運動（　　　　　　　） |

①今日の体調は

②今日会った人は

③今日ストレスに感じたことは

④今日反省することは

⑤今日よかった（うまくいった）ことは

⑥今日感動したことは

⑦明日やりたいこと（目標）は

メモ

昨日の目標は
達成できた？　　○　△　×

月　　　日（土）　天気（　　　　）　体重（　　　　）kg　食事（　朝　　昼　　晩　）
　　　　　　　　　　睡眠（起床　　：　　就寝　　：　　）運動（　　　　　　　　）

①今日の体調は

②今日会った人は

③今日ストレスに感じたことは

④今日反省することは

⑤今日よかった（うまくいった）ことは

⑥今日感動したことは

⑦明日やりたいこと（目標）は

メモ　　　　　　　　　　　　　　　　　　　　　昨日の目標は　　　　　○
　　　　　　　　　　　　　　　　　　　　　　　達成できた？　　　　　△
　　　　　　　　　　　　　　　　　　　　　　　　　　　　　　　　　　×

月　　　日（日）　天気（　　　　）　体重（　　　　）kg　食事（　朝　　昼　　晩　）
　　　　　　　　　　睡眠（起床　　：　　就寝　　：　　）運動（　　　　　　　　）

①今日の体調は

②今日会った人は

③今日ストレスに感じたことは

④今日反省することは

⑤今日よかった（うまくいった）ことは

⑥今日感動したことは

⑦明日やりたいこと（目標）は

メモ　　　　　　　　　　　　　　　　　　　　　昨日の目標は　　　　　○
　　　　　　　　　　　　　　　　　　　　　　　達成できた？　　　　　△
　　　　　　　　　　　　　　　　　　　　　　　　　　　　　　　　　　×

51 週間目

年（　　月　　日〜　　月　　日）の目標と予定

〈目標〉　　　　　　　　　　　〈予定〉

	〈目標〉	〈予定〉
月（　月　日）		:
火（　月　日）		:
水（　月　日）		:
木（　月　日）		:
金（　月　日）		:
土（　月　日）		:
日（　月　日）		:

メモ

　　　月　　　日（月）　天気（　　　　）体重（　　　）kg　食事（　朝　　昼　　晚　）
　　　　　　　　　　　　睡眠（起床　　：　　就寝　　：　　）運動（　　　　　　　）

①今日の体調は

②今日会った人は

③今日ストレスに感じたことは

④今日反省することは

⑤今日よかった（うまくいった）ことは

⑥今日感動したことは

⑦明日やりたいこと（目標）は

メモ　　　　　　　　　　　　　　　　　　昨日の目標は　　　〇
　　　　　　　　　　　　　　　　　　　達成できた？　　　△
　　　　　　　　　　　　　　　　　　　　　　　　　　　×

月　　　　日（火）　天気（　　　　）　体重（　　　）kg　食事（　朝　　昼　　晩　）
　　　　　　　　　　　睡眠（起床　　：　　就寝　　：　　）運動（　　　　　　）

①今日の体調は

②今日会った人は

③今日ストレスに感じたことは

④今日反省することは

⑤今日よかった（うまくいった）ことは

⑥今日感動したことは

⑦明日やりたいこと（目標）は

メモ　　　　　　　　　　　　　　　　　　　　　　昨日の目標は　　☒　○
　　　　　　　　　　　　　　　　　　　　　　　　達成できた？　　　　△
　　　　　　　　　　　　　　　　　　　　　　　　　　　　　　　　　　×

月　　　　日（水）　天気（　　　　）　体重（　　　）kg　食事（　朝　　昼　　晩　）
　　　　　　　　　　　睡眠（起床　　：　　就寝　　：　　）運動（　　　　　　）

①今日の体調は

②今日会った人は

③今日ストレスに感じたことは

④今日反省することは

⑤今日よかった（うまくいった）ことは

⑥今日感動したことは

⑦明日やりたいこと（目標）は

メモ　　　　　　　　　　　　　　　　　　　　　　昨日の目標は　　☒　○
　　　　　　　　　　　　　　　　　　　　　　　　達成できた？　　　　△
　　　　　　　　　　　　　　　　　　　　　　　　　　　　　　　　　　×

月　　　　日（木）　天気（　　　　　　）　体重（　　　　）kg　食事（　朝　　昼　　晩　）
　　　　　　　　　　　　睡眠（起床　　：　　　就寝　　　：　　　）運動（　　　　　　　）

①今日の体調は

②今日会った人は

③今日ストレスに感じたことは

④今日反省することは

⑤今日よかった（うまくいった）ことは

⑥今日感動したことは

⑦明日やりたいこと（目標）は

メモ　　　　　　　　　　　　　　　　　　　　　　　昨日の目標は　　　　　○
　　　　　　　　　　　　　　　　　　　　　　　　　達成できた？　　　　　△
　　　　　　　　　　　　　　　　　　　　　　　　　　　　　　　　　　　×

月　　　　日（金）　天気（　　　　　　）　体重（　　　　）kg　食事（　朝　　昼　　晩　）
　　　　　　　　　　　　睡眠（起床　　：　　　就寝　　　：　　　）運動（　　　　　　　）

①今日の体調は

②今日会った人は

③今日ストレスに感じたことは

④今日反省することは

⑤今日よかった（うまくいった）ことは

⑥今日感動したことは

⑦明日やりたいこと（目標）は

メモ　　　　　　　　　　　　　　　　　　　　　　　昨日の目標は　　　　　○
　　　　　　　　　　　　　　　　　　　　　　　　　達成できた？　　　　　△
　　　　　　　　　　　　　　　　　　　　　　　　　　　　　　　　　　　×

月　　　日（土）　天気（　　　　）　体重（　　　）kg　食事（　朝　　昼　　晩　）
　　　　　　　　　　睡眠（起床　　：　　就寝　　：　　）運動（　　　　　　　　）

①今日の体調は

②今日会った人は

③今日ストレスに感じたことは

④今日反省することは

⑤今日よかった（うまくいった）ことは

⑥今日感動したことは

⑦明日やりたいこと（目標）は

メモ　　　　　　　　　　　　　　　　　　　　　昨日の目標は　　　　　○
　　　　　　　　　　　　　　　　　　　　　　　達成できた？　　　　　△
　　　　　　　　　　　　　　　　　　　　　　　　　　　　　　　　　　×

月　　　日（日）　天気（　　　　）　体重（　　　）kg　食事（　朝　　昼　　晩　）
　　　　　　　　　　睡眠（起床　　：　　就寝　　：　　）運動（　　　　　　　　）

①今日の体調は

②今日会った人は

③今日ストレスに感じたことは

④今日反省することは

⑤今日よかった（うまくいった）ことは

⑥今日感動したことは

⑦明日やりたいこと（目標）は

メモ　　　　　　　　　　　　　　　　　　　　　昨日の目標は　　　　　○
　　　　　　　　　　　　　　　　　　　　　　　達成できた？　　　　　△
　　　　　　　　　　　　　　　　　　　　　　　　　　　　　　　　　　×

52 週間目

年（　　月　　日～　　月　　日）の目標と予定

	〈目標〉	〈予定〉
月（　月　　日）		：
火（　月　　日）		：
水（　月　　日）		：
木（　月　　日）		：
金（　月　　日）		：
土（　月　　日）		：
日（　月　　日）		：

メモ

**　　月　　　日（月）**　　天気（　　　　　）　体重（　　　　）kg　食事（　朝　　昼　　晩　）
　　　　　　　　　　　　　睡眠（起床　　：　　就寝　　：　　）運動（　　　　　　　　）

①今日の体調は

②今日会った人は

③今日ストレスに感じたことは

④今日反省することは

⑤今日よかった（うまくいった）ことは

⑥今日感動したことは

⑦明日やりたいこと（目標）は

メモ

昨日の目標は
達成できた？　　　　○　△　×

216

月　　　　日（火）　天気（　　　　　）　体重（　　　　）kg　食事（　朝　　昼　　晩　）
　　　　　　　　　　睡眠（起床　　　：　　　就寝　　　：　　）運動（　　　　　　　）

①今日の体調は

②今日会った人は

③今日ストレスに感じたことは

④今日反省することは

⑤今日よかった（うまくいった）ことは

⑥今日感動したことは

⑦明日やりたいこと（目標）は

メモ　　　　　　　　　　　　　　　　　　　　　　　昨日の目標は　　　　　○
　　　　　　　　　　　　　　　　　　　　　　　　　達成できた？　　　　　△
　　　　　　　　　　　　　　　　　　　　　　　　　　　　　　　　　　　×

月　　　　日（水）　天気（　　　　　）　体重（　　　　）kg　食事（　朝　　昼　　晩　）
　　　　　　　　　　睡眠（起床　　　：　　　就寝　　　：　　）運動（　　　　　　　）

①今日の体調は

②今日会った人は

③今日ストレスに感じたことは

④今日反省することは

⑤今日よかった（うまくいった）ことは

⑥今日感動したことは

⑦明日やりたいこと（目標）は

メモ　　　　　　　　　　　　　　　　　　　　　　　昨日の目標は　　　　　○
　　　　　　　　　　　　　　　　　　　　　　　　　達成できた？　　　　　△
　　　　　　　　　　　　　　　　　　　　　　　　　　　　　　　　　　　×

月　　　日（木）　天気（　　　　　）　体重（　　　）kg　食事（　朝　　昼　　晩　）
　　　　　　　　　　睡眠（起床　　：　　就寝　　：　　）運動（　　　　　　　）

①今日の体調は

②今日会った人は

③今日ストレスに感じたことは

④今日反省することは

⑤今日よかった（うまくいった）ことは

⑥今日感動したことは

⑦明日やりたいこと（目標）は

メモ　　　　　　　　　　　　　　　　　　　　　　　昨日の目標は　　　　　　○
　　　　　　　　　　　　　　　　　　　　　　　　　達成できた？　　　　　　△
　　　　　　　　　　　　　　　　　　　　　　　　　　　　　　　　　　　　　×

月　　　日（金）　天気（　　　　　）　体重（　　　）kg　食事（　朝　　昼　　晩　）
　　　　　　　　　　睡眠（起床　　：　　就寝　　：　　）運動（　　　　　　　）

①今日の体調は

②今日会った人は

③今日ストレスに感じたことは

④今日反省することは

⑤今日よかった（うまくいった）ことは

⑥今日感動したことは

⑦明日やりたいこと（目標）は

メモ　　　　　　　　　　　　　　　　　　　　　　　昨日の目標は　　　　　　○
　　　　　　　　　　　　　　　　　　　　　　　　　達成できた？　　　　　　△
　　　　　　　　　　　　　　　　　　　　　　　　　　　　　　　　　　　　　×

月　　　　日（土）　天気（　　　　　）　体重（　　　）kg　食事（　朝　　昼　　晩　）
　　　　　　　　　　睡眠（起床　　　：　　　就寝　　　：　　）　運動（　　　　　　　　）

①今日の体調は

②今日会った人は

③今日ストレスに感じたことは

④今日反省することは

⑤今日よかった（うまくいった）ことは

⑥今日感動したことは

⑦明日やりたいこと（目標）は

メモ　　　　　　　　　　　　　　　　　　　　　　　　　昨日の目標は　　　　　　　○
　　　　　　　　　　　　　　　　　　　　　　　　　　　達成できた？　　　　　　　△
　　×

月　　　　日（日）　天気（　　　　　）　体重（　　　）kg　食事（　朝　　昼　　晩　）
　　　　　　　　　　睡眠（起床　　　：　　　就寝　　　：　　）　運動（　　　　　　　　）

①今日の体調は

②今日会った人は

③今日ストレスに感じたことは

④今日反省することは

⑤今日よかった（うまくいった）ことは

⑥今日感動したことは

⑦明日やりたいこと（目標）は

メモ　　　　　　　　　　　　　　　　　　　　　　　　　昨日の目標は　　　　　　　○
　　　　　　　　　　　　　　　　　　　　　　　　　　　達成できた？　　　　　　　△
　　×

自律神経を整える！〈朝〉〈昼〉〈夜〉の過ごし方

朝 の過ごし方

朝の目覚めは副交感神経と交感神経が入れ替わるときです。あわてて飛び起きたりせず、ゆっくり起きることで、自律神経をスムーズに切り替えることができます。その日1日、自律神経をバランスよく保つことが大切です。

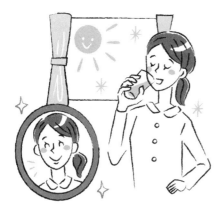

いつもより30分早く起きる

寝坊したりで、あわてて飛び起きたりすると交感神経が一気に上昇します。交感神経を下げ、副交感神経を上げるには、朝はゆっくりすることが大切。2〜3分かけて歯を磨いたり、お茶を飲んだりしましょう。30分早く起きるとことで、1日が長く有効に過ごせます。

朝、コップ1杯の水を飲む

朝1番にコップ1杯の水を一気に飲むと、腸内環境を整え、自律神経の安定につながります。胃腸を刺激すると副交感神経が下がり過ぎず、かつ便通の改善にも役立ちます。また、朝日を浴びることで、「体内時計」をリセットでき、よい睡眠につながるセロトニンもつくられます。きちんと朝食をとることも大切です。

鏡を見てニッコリ笑う

「笑う門には福来る」といいます。朝起きて、ニッコリ微笑んだり、明るく話すことで、副交感神経が上昇します。鏡の前で、口角を上げて笑顔をつくりましょう。自律神経が整い、気分よく1日をスタートできます。

夜 の過ごし方

自律神経を整えるためには、夜しっかり睡眠をとることが大事。交感神経が上がったままではよい睡眠は得られません。夕方から寝るまでの間、緊張をほぐし、リラックスして副交感神経を上げるようにしましょう。

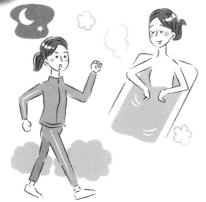

夕食は寝る3時間前に

食事をしているときは交感神経が優位な状態にあります。夕食後の3時間は「腸のゴールデンタイム」。副交感神経が優位になり、腸が食べたものを消化してくれる大事な時間です。逆に食べてすぐ寝てしまうと、栄養が脂肪として蓄積され、睡眠も浅くなります。

昼 の過ごし方

午前中に上昇していた交感神経は、午後から下がり始めます。逆に副交感神経が優位になり、夜にはピークを迎えます。仕事に追われていると、交感神経が上がりっぱなしになりますので、深呼吸をしたりして、自律神経のバランスを保ちましょう。

午前中は集中する仕事を

企画書作成や勉強など、頭を使う仕事は午前中に行うのがよいでしょう。交感神経が上昇し始め、副交感神経も比較的高めです。午後3時を過ぎると副交感神経が高めになるので、集中力を必要としないルーティンワークなどがおすすめ。

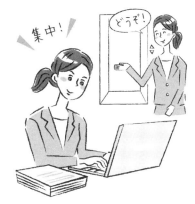

「ゆっくり」を心がける

あせったり、あわてたりしているときは交感神経が急上昇しています。ゆっくり話したり、ゆっくり呼吸をしましょう。自律神経が乱れた場合は、4秒かけて息を吸い、8秒かけて吐く「1対2」の呼吸を。

階段を使う

駅や会社などではエスカレータやエレベーターを使わず、できるだけ階段を使う。血行促進と自律神経の安定につながります。

小まめに水を飲む

1日につき約2ℓの水が、尿や汗として体外に排出されています。1日1〜2ℓ、小まめに水を飲むことで、効果的に自律神経を整えることができます。特に、食事の前にコップ1杯の水を飲むことで、副交感神経の急激な上昇を抑えます。

夕食後、30分程度の軽い運動を

夕食を食べてから寝る1時間前ぐらいの間に、ウォーキングなどの軽い運動をしましょう。副交感神経が優位になり、疲れがとれ、ぐっすり眠ることができます。

寝る前30分はスマホはOFFに

スマホやパソコンのブルーライトは交感神経を高め睡眠の妨げに。寝る30分前にはオフに。

寝る前に、温めのお湯に15分

寝る前の入浴は血行を促進して、疲労や冷え、むくみ、便秘などの解消に役立ちます。39〜40℃ぐらいのお湯に15分ほど入りましょう。最初の5分は首までつかり、その後の10分はみぞおちまでつかる半身浴を。40℃以上の熱いお湯に入ると、交感神経が急上昇して、自律神経のバランスを崩します。お風呂上りにはコップ1杯の水を飲みましょう。

自律神経を整える！〈運動〉

自律神経を整えるには、適度な運動をすることが効果的です。おすすめは〈スクワット〉〈セル・エクササイズ〉です。

スクワット

深呼吸をしながら、腰の上げ下ろしを各4秒ほど行う。息は腰を下ろすときに口から吐き、上げるときに鼻から吸う。常に上半身をまっすぐに保ち, ひざは90度以上曲げ過ぎないこと。

太ももならしスクワット

・・・POINT・・・

①イスやテーブルをつかみながら、ゆっくりと腰を上下させる

②息を吐きながら腰を降ろす、吸いながらひざを伸ばす

③太ももに意識を集中させ、ひざが90度になるまで各5回繰り返す

※イスやテーブルが倒れないよう注意

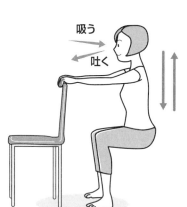

全身スクワット

・・・POINT・・・

①両足を肩幅に開き、両手を頭の後ろで組む

②息を吐きながら、椅子に腰かけるイメージで腰を下ろす

③息を吸いながらひざを伸ばす。背筋を伸ばし、各5回繰り返す

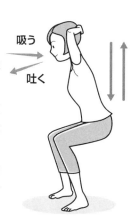

セル・エクササイズ

セルは細胞のこと。1本の棒になったイメージでエクササイズを行うことで、一つ一つの細胞に血液が行き届き、自律神経が整えられます。ゆっくり呼吸をして、身体をゆっくり動かすことがポイント。

① 左右倒しエクササイズ

・・・・POINT・・・・

①両足を肩幅に開いて、両腕を頭上で交差させてグッと伸ばす

②息を吐きながら体を左に倒す、息を吸いながら体を戻す

③今度は同じようにして右に倒す。腰まわり、背筋の筋肉がしっかり伸びていることを意識して、各4秒ずつ

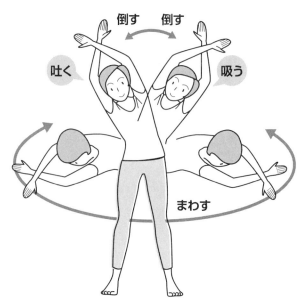

② 上半身まわしエクササイズ

・・・POINT・・・

①次にゆっくり呼吸をしながら、上半身を大きくまわす

②腰をまわすのではなく、指先で円を描くイメージで

③1周したら、同じように逆方向へまわす。各4秒ずつ

自律神経を整える!〈食事〉

腸内環境が整うと、自律神経も安定します。そのためには腸内細菌のエサになる〈食物繊維〉〈発酵食品〉などを多くとることです。

ヨーグルトや納豆などの発酵食品をとる

発酵食品にはヨーグルトや納豆、漬物、キムチなどがあり、腸を健康にする乳酸菌がたっぷり含まれています。ヨーグルトは1日200gはとりたいもの。はちみつなどに含まれるオリゴ糖を加えると、善玉菌を増やす効果があります。また、朝食にみそ汁や納豆を食べることで、発酵食品が自然にとれます。

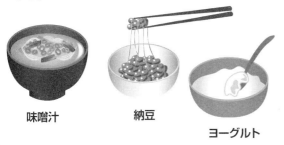

味噌汁　　納豆　　ヨーグルト

発酵性の高い食物繊維をとる

食物繊維には水溶性と不溶性があります。便をやわらかくしたり、かさまし効果が期待できます。中でも、腸内で発酵する水溶性食物繊維は、腸内細菌のエサになり、全身の健康に寄与する「短鎖脂肪酸」を作り出すことで、注目が集まっています。食欲をコントロールしたり、交感神経を刺激して肥満を抑えたりする効果も。発芽玄米や押し麦、ゴボウ、海藻類、アボガド、オートミール、ドライフルーツ、ニンニクなどに多く含まれています。

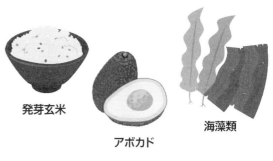

発芽玄米　　アボガド　　海藻類

前倒しエクササイズ

倒す　戻す

吸う

吐く

・・・POINT・・・
①お腹に力を入れ、息を吐きながら上半身を前に倒す
②90度まできたら、息を吸いながら上半身を戻す
③背筋は伸ばしたまま、各4秒ずつ行う

よく噛んで、腹7分目

食事はストレスをかけず、ゆっくり噛んで食べましょう。食事中は交感神経が働き、食後は消化のため副交感神経が活発になります。よく噛むことで唾液の分泌もよくなり、免疫力や消化機能が高まります。30回以上噛んで、腹7分目をめどに食べ過ぎないようにしましょう。

おわりに

　1日の締めくくりにノートに向かう時間は、私にとってかけがえのないひとときです。慌ただしく流れるように過ぎていく生活のなかで、唯一、時間の流れがとまったような感覚を覚えます。どんなに忙しくて大変だった日も、ペンを落とした瞬間、スッと呼吸が整い、心と体が落ち着きを取り戻します。

　きっとみなさんも、「奇跡の『1日7行』ノート」を続けるうちに、その効果を実感できることでしょう。「今日という日は、昨日亡くなった人がもっとも迎えたかった日である」。私が非常に心を打たれた言葉です。

　朝起きて、夜になったら寝て、また目覚める。いつも当たり前だと思っている日常は、当たり前ではありません。だからこそ、今日この日を精いっぱい生きる。ここに「奇跡の『1日7行』ノート」に込めた最大のテーマがあります。

「こんなに新緑が美しいなんて!」「今日も頑張ったぞ!」「自分ってこんな人間なんだ」——書き込むごとに、いろいろな思いがめぐり、たくさんの気づきがあるはずです。それらはあなたの人生そのものであり、宝です。アクシデントや困難に心が折れそうなとき、不安や焦りで自分を見失いそうなとき、"いつでも自分の原点に立ち返れる"強さと心の余裕をもたらしてくれるはずです。

「闇深ければ暁近し」という言葉がありますが、人生も同じだと思います。不安や悩みが深いほど、朝は間近です。だから、どんなときもけっしてあきらめず、朝が来ることを信じてほしいのです。この「奇跡の『1日7行』ノート」が未来を照らすひと筋の光となるはずです。そして、あなたの人生をよりよい方向にシフトさせていくのに、自律神経が大きな味方となるでしょう。

　みなさんの今日1日が光り輝き、充実した人生となりますよう、切に願っています。

2021年2月　小林弘幸

＊本書の内容に関するお問い合わせは、お手紙かメール（jitsuyou@kawade.co.jp）にて承ります。恐縮ですが、お電話でのお問い合わせはご遠慮くださいますようお願いいたします。

書くだけで、自律神経が整い、人生がうまくいく!
小林式 奇跡の「1日7行」ノート

2021年4月20日　初版印刷
2021年4月30日　初版発行

監　修　小林弘幸
発行者　小野寺優

発行所　株式会社河出書房新社

　　　　〒151-0051
　　　　東京都渋谷区千駄ヶ谷2-32-2
　　　　電話 03-3404-1201（営業）
　　　　　　 03-3404-8611（編集）
　　　　https://www.kawade.co.jp/

印刷・製本　三松堂株式会社

Printed in Japan
ISBN978-4-309-28876-5

小林弘幸（こばやし ひろゆき）

順天堂大学医学部教授。日本体育協会公認スポーツドクター。
1987年、順天堂大学医学部卒業。1992年、同大学大学院医学研究科修了。ロンドン大学付属英国王立小児病院外科、アイルランド国立小児病院外科での勤務を経て、順天堂大学小児外科講師・助教授を歴任する。自律神経研究の第一人者、腸のスペシャリストでもある。ベストセラー『医者が考案した「長生きみそ汁」』（アスコム刊）などの著書のほか、テレビなどメディア出演も多数。

STAFF
イラスト／アライヨウコ
装丁／おおつかさやか
DTP制作／やなぎさわけんいち
編集協力／Jin Publishing Inc.